# 結核症と非定型抗酸菌症

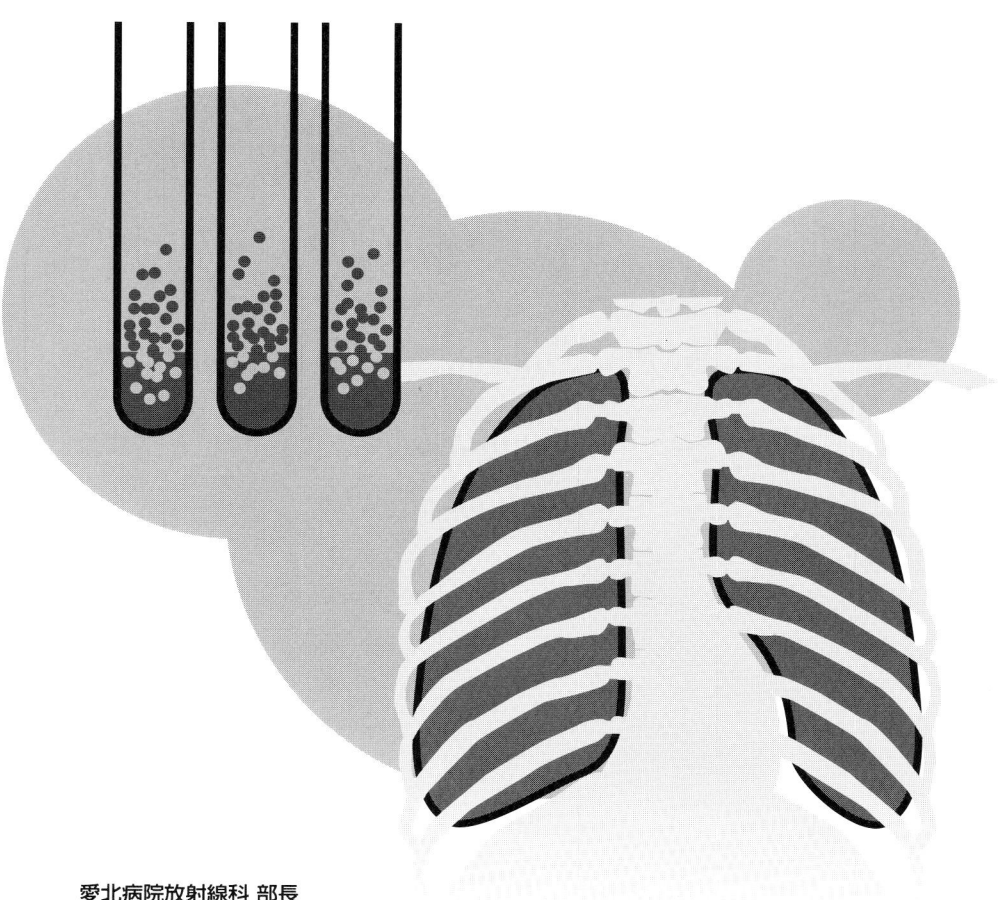

愛北病院放射線科 部長
豊田国彦 著

株式会社 新興医学出版社

# 序

　結核症は毎年4万人ほどの新患発生のある我が国最大の感染症である。結核症の診断は菌培養の技術革新，遺伝子診断，CTなどの画像診断，気管支鏡検査による診断など大きな進歩をみせている。しかし多剤耐性菌の難治性結核，集団発生，院内感染など問題も多い。

　非定型抗酸菌症も菌の検出技術革新により患者数も増加している。また非定型抗酸菌症の治療の困難性が問題となり呼吸不全に進展する例も少なくない。

　著者は国立療養所三重病院および厚生連愛北病院で結核症の入院患者600例以上の主治医を経験したが，その経験に基づき，臨床医としの結核症の本を書いてみた。この本は結核全般の概要を平易に理解できるように努めた。結核の新しい動向も大切ではあるが先人達により培われた結核の基本に付いて書くことにも力を注いだ。

　結核の真の理解，たとえば乾酪病巣の治癒理解，結核症の進展理解のためにも病理学は大切である。また結核菌の最近の培養法，結核菌の遺伝子検査法の意義について書いた。肺結核はX線上あらゆる陰影を呈するが，結核の種々の画像陰影を提示した。結核と非定型抗酸菌症の陰影の違いについても述べた。

　抗結核剤の実際の使用法，副作用についても経験を交え述べた。また高齢者の結核が増えている。また糖尿病・C型肝炎・腎不全などの合併症のある結核も増加している。

　結核の治療とともに合併症の治療が結核の治癒を左右する。

　最近問題となつている院内感染の予防，医療従事者の結核の感染予防にも述べた。

　本書では結核の全般に付いて書くことに努めた。しかし特に力を注いだのは，結核症の進展，結核菌の検査，画像診断，合併症のある結核，医療従事者の結核の感染防予防である。

　結核診療を経験したことのない若い医師，一般臨床医に，結核の理解のために，気楽に読んでいただきたい。

　最後に多くの文献を引用させていただきましたが，文献引用に快く応じてい

ただいた諸先生に，深く感謝いたします。この本が結核症の理解の一助になれば幸いです。

　2001年1月

豊　田　国　彦

# 目　次

A．結核の統計 …………………………………………………………………… 1
　　1．結核統計の概要 …………………………………………………………… 1
　　2．我が国の結核の統計　（1995 年） …………………………………………… 1
　　3．世界の結核 ………………………………………………………………… 2

B．結核の感染と発病 …………………………………………………………… 2

C．結核の病理と結核の進展様式 ……………………………………………… 4
　　1．結核の病理 ………………………………………………………………… 4
　　2．結核症の進展 ……………………………………………………………… 6
　　3．肺結核病巣の治癒過程 …………………………………………………… 7

D．結核と免疫 …………………………………………………………………… 7

E．結核菌 ………………………………………………………………………… 10

F．結核菌の検査 ………………………………………………………………… 14
　　1．結核菌の検査 ……………………………………………………………… 14
　　2．抗酸菌の染色法 …………………………………………………………… 15
　　3．抗酸菌の検査法 …………………………………………………………… 17
　　4．新しい結核の検査法 ……………………………………………………… 33

G．画像診断 ……………………………………………………………………… 34
　　1．肺結核の画像診断 ………………………………………………………… 34
　　2．胸部単純断層写真 ………………………………………………………… 35
　　3．肺結核の画像診断 ………………………………………………………… 35
　　4．肺結核診断における気管支鏡検査の意義 ……………………………… 37

## H．抗結核剤の使い方とその特性 …………………………… 54
1．抗結核剤のランク ………………………………………… 55
2．抗結核剤の使い方のこつ ………………………………… 56
3．肺結核治療の考え方 ……………………………………… 59
4．抗結核剤の副作用 ………………………………………… 61
5．化学療法のまとめ ………………………………………… 67
7．再　発 ……………………………………………………… 71

## I．ツベルクリン反応，BCG，結核検診，発病予防 ………… 84
1．ツベルクリン反応（ツ反応） …………………………… 74
2．BCG接種 ………………………………………………… 78

## J．結核の管理 …………………………………………………… 85

## K．肺外結核 ……………………………………………………… 86
1．胸膜炎 ……………………………………………………… 86
2．粟粒結核 …………………………………………………… 93
3．気管支結核 ………………………………………………… 97
4．結核性髄膜炎 ……………………………………………… 99
5．リンパ節結核 ……………………………………………… 100
6．骨，関節結核 ……………………………………………… 102
7．尿路結核 …………………………………………………… 103
8．腸結核 ……………………………………………………… 103
9．結核性心包炎 ……………………………………………… 103

## L．小児結核 ……………………………………………………… 103

## M．合併症のある結核 …………………………………………… 105
1．糖尿病と肺結核 …………………………………………… 105

2．肺結核とＣ型肝炎 …………………………………………108
　　3．肺結核と呼吸不全 …………………………………………110
　　4．肺結核と胃潰瘍,十二指腸球部潰瘍 ……………………110
　　5．精神疾患と肺結核 …………………………………………111
　　6．エイズと結核 ………………………………………………111
　　7．エイズとAM症 ……………………………………………111

N．非定型抗酸菌症　atypical Mycobacterosis｛以下AM症｝ ……112
　　1．非定型抗酸菌症の疫学 ……………………………………113
　　2．非定型抗酸菌症の治療の考え方 …………………………118
　　3．非定型抗酸菌症｛AM症｝の治療 ………………………121

O．外科療法 …………………………………………………………124
　　1．肺結核の外科療法 …………………………………………124
　　2．結核性膿胸の外科療法 ……………………………………124
　　3．肺結核におけるその他の手術適応 ………………………124
　　4．非定型抗酸菌 ………………………………………………125

P．結核の感染予防対策 ……………………………………………125
　　1．院内感染予防には …………………………………………125
　　2．院内感染は …………………………………………………126
　　3．結核菌の感染 ………………………………………………126
　　4．肺結核の感染防止 …………………………………………126
　　5．結核の院内感染 ……………………………………………128
　　6．結核の院内感染対策（日本結核病学会予防委員会）……129
　　7．感染予防　院内感染予防対策 ……………………………132

Q．結核菌の消毒 ……………………………………………………135

文　　　献 ……………………………………………………………137

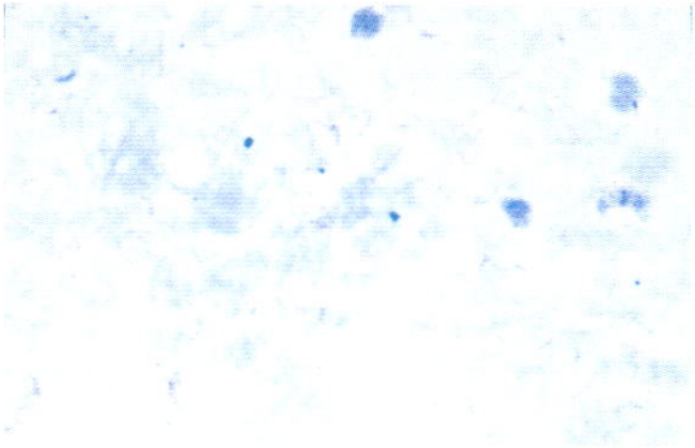

図1 喀痰中の結核菌
Ziehl-Neelsen染色
愛北病院 岩田泰先生撮影

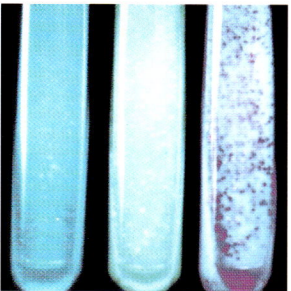

図2 小川培地の結核菌
左より3%小川培地
1%小川培地
ビット培地

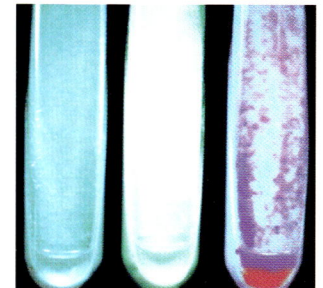

図3 小川培地のM.avium
左より3%小川培地
1%小川培地
ビット培地
ビット培地ではテトラゾリウム塩を用い菌苔を着色している

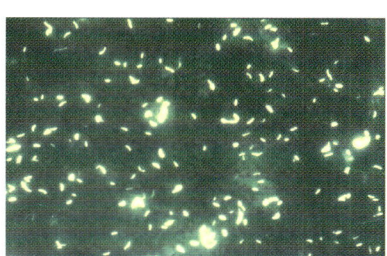

図4 喀痰の結核菌の蛍光染色
1000倍
図2,3,4 極東製薬工業KK学術部提供

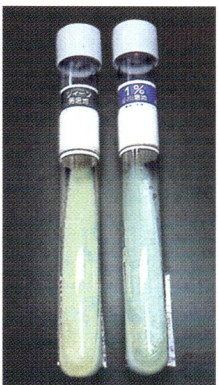

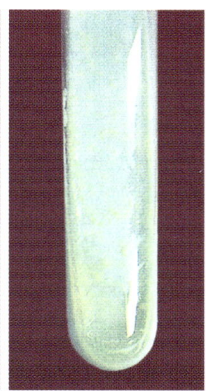

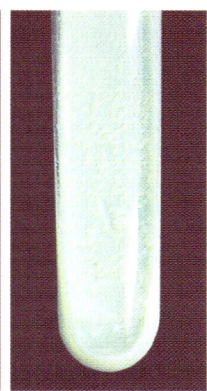

図5 人型結核菌
1%小川培地
ツイーン培地

図6 人型結核菌
粗い性状
ボロボロした性状

図7 M.avium
滑らかな性状
ベトベトした性状

図5,6,7 愛北病院 岩田泰先生撮影

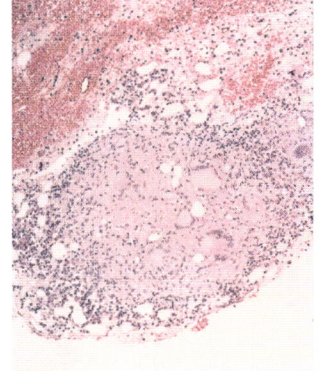

図8 粟粒結核患者の骨髄所見
ラングハウス巨細胞を伴った
結核性肉芽腫
著者症例
名市大第二病理学教室
藤吉行雄先生撮影提供

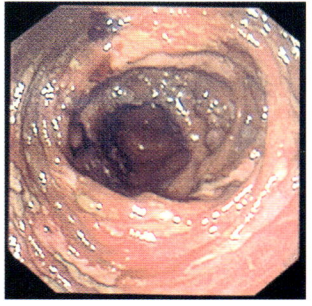

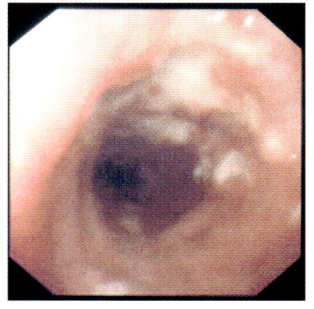

図9 腸結核のCF所見
大腸粘膜の小潰瘍
ビランが多発 粘膜発赤
潰瘍は小潰瘍で一部血塊付着
犬山中央病院
大橋憲嗣先生提供

図10 気管支結核の気管支鏡所見
気管支粘膜に発赤 白苔
ビラン 潰瘍が認められる
国立岐阜病院
加藤達雄先生提供

## A．結核の統計

### 1．結核統計の概要
(1) 新患は毎年4万人ほど　罹病率95年度　34.7人/10万人
　　　新患の45％程度が結核菌陽性者
　　　人口対10万あたり　米国の4倍　北欧の6倍　オランダ，英国の3倍
(2) 男女比は2：1
(3) 年齢別では0～19歳の小児結核が全体の2％｛900人前後｝
　　　20～59歳は40数％　　60歳以上は50数％
(4) 結核死亡者は毎年3,000人程度
(5) 肺外結核は年間3,000人ほど　　リンパ腺結核が36％くらいで肺外結核では一番多い
　　肺外結核は全結核の3％
　　｛ただし1996年以後は胸膜炎，肺門リンパ節結核，粟粒結核は肺外結核に入れる｝
(6) 保健所に登録されている患者：登録総数95年度　約168,000人
　　活動性患者つまり結核の治療を要する患者約65,000人

(7) 世界では年間，新患800万人，結核死亡300万人，発展途上国が主体
　　結核感染者は18億人

### 2．我が国の結核の統計　　（1995年）
(1) 新患43,078人　34.7/10万　　男：女＝2：1
　　　肺結核93％　40,275人　結核菌陽性44.5％　18,130人
　　　　　　　　　　　　　　　　　　　　　　　　14.4/10万

　　　肺外結核7％　2,803人　リンパ節結核36.8％　　脊椎8.7％
　　　　　　　　　　　　　　他の骨関節8.6％　尿路7.2％　髄膜炎7.2％
　　　　　　　　　　　　　　皮膚　腸　眼
(2) 登録患者　　　168,109人　　133.9/10万
(3) 活動性患者　　 65,167人　　 56.6/10万

(4) 死亡　　3,177 人　　2.6/10 万
(5) 年代別　　0〜14 歳　　340 人　　肺結核 271 人　　肺門リンパ結核 49 人
　　　　　　　　　　　　　　　　　他のリンパ節 41 人　　髄膜炎 8
　　　　　　　　　　　　　　　　　粟粒結核 8　　重複あり

　　　　　　15〜19 歳　　603 人
　　　　　　20〜29 歳　　3,838 人
　　　　　　60 歳以上は 22,960 人　53.3％
(6) 結核に感染している人　全人口では 25％　　50 代 50％　　40 代 30％
　　　　　　　　　　　　　　　　　　　　　　30 代 7 ％　　20 代 2 ％
　　　　　　　　　　　　　　　　　　　　　　10 代 1 ％

## 3．世界の結核
(1) 新患　750〜800 万人　　発展途上国が 95％
(2) 死亡　290〜300 万人　　発展途上国が 99％
(3) 結核に感染している人　17〜19 億人


# B．結核の感染と発病

　結核菌の感染力は強い。飛沫感染により感染する。結核菌は呼吸細気管支から肺胞に吸入される。最初は好中球に貪食される。しかし菌は死滅しない。次に肺胞マクロファジーに取り込まれる。しかし死滅しない。抗原提示細胞によりヘルパーT細胞からT細胞を刺激。感作リンパ球→リンホカイン放出→活性化されたマクロファジーは結核菌と闘う。

　ここに細胞性免疫が作用するそして結核菌の感染が成り立つ。つまり遅延型IV型アレルギーである。3〜8 週間で感染が成立する。つまりツベルクリン反応が陽転する時期である。

　この反応は肺のどこにでもおこる。やや下葉に多く，胸膜下 5 mm の深さで起こる。

　直径 1 mm ほどで，初感染原発巣と言う。そしてその発感染原発巣に対応する所属の肺門リンパ節腫脹する。つまり一次結核の初期変化群が成立する。通常結核の進展はここで止まる。細胞性免疫による結核菌に対し免疫が成立す

B．結核の感染と発病

**表1　結核統計（全国）**

| | 結核新患数<br>総数人<br>新登録患者数 | 結核罹病率<br>対10万人 | 菌陽性肺結核<br>総数人 | 菌陽性率<br>対10万人 |
|---|---|---|---|---|
| 1940年 | | | | |
| 1950 | 528,829 | 635.6 | | |
| 1955 | 517,477 | 574.2 | | |
| 1961 | 419,424 | 445.9 | | |
| 1965 | 304,556 | 309.9 | | |
| 1975 | 108,088 | 96.6 | 18,659 | 16.7 |
| 1985 | 58,567 | 48.4 | 18,574 | 15.3 |
| 1990 | 51,821 | 41.9 | 18,736 | 15.2 |
| 1991 | 50,612 | 40.8 | 18,596 | 15.0 |
| 1992 | 48,956 | 39.3 | 18,937 | 15.2 |
| 1993 | 47,437 | 37.5 | 18,666 | 15.0 |
| 1994 | 44,590 | 35.7 | 17,923 | 14.3 |
| 1995 | 43,078 | 34.3 | 18,130 | 14.4 |
| 1996 | 42,472 | 33.7 | 18,111 | 14.4 |
| 1997 | 42,715 | 33.9 | 19,213 | 15.2 |
| 1998 | 44,016 | 34.8 | 18,575 | 14.7 |

| | 結核死亡数 | 結核死亡率<br>対10万人 | 結核有病率<br>活動性結核患者 | 結核有病率<br>活動性結核感患者<br>対10万人 |
|---|---|---|---|---|
| 1940年 | 153,154 | 212.9 | | |
| 1950 | 121,769 | 146.4 | | |
| 1955 | 46,735 | 52.3 | | |
| 1961 | 27,916 | 29.6 | 954,102 | 1,011.9 |
| 1965 | 22,366 | 22.8 | 929,616 | 945.8 |
| 1975 | 10,567 | 9.5 | 435,902 | 389.4 |
| 1985 | 4,696 | 3.9 | 147,580 | 121.9 |
| 1990 | 3,664 | 3.0 | 93,443 | 75.6 |
| 1991 | 3,316 | 2.7 | 87,464 | 70.5 |
| 1992 | 3,309 | 2.7 | 81,116 | 65.2 |
| 1993 | 3,225 | 2.8 | 76,675 | 61.5 |
| 1994 | 3,094 | 2.5 | 70,781 | 56.6 |
| 1995 | 3,177 | 2.6 | 65,167 | 51.9 |
| 1996 | 2,849 | 2.3 | 59,760 | 47.5 |
| 1997 | 2,736 | 2.2 | 55,409 | 43.9 |
| 1998 | 2,795 | 2.2 | 53,741 | 42.5 |

る。

　しかし一部の人は結核菌は血行性に粟粒結核，結核性髄膜炎を引き起こす。また一部は胸膜炎を引き起こす。

　一次結核の初期変化群でほとんどの人は終わり，一生発病しない。しかし後日，何年後かに細性免疫能が低下すると，二次結核｛成人結核｝を引き起こす。つまり，空洞を形成し，排菌を認め，肺の後部｛S1・S2・S6｝に多い。

　若い時に結核発病して治癒する。その人が高齢になってから再発するのは病巣の中にで生きていた菌により再発する。つまり内因説｛内因再発説｝が主力であった。

　高齢になってから他の人の菌を吸い込んで再発。つまり外因再発説は以前ではほとんど否定されていた。しかし結核菌の指紋と言うべき RFLP 法の追跡調査では高齢時になり，新たに他の人の菌を吸い込んで発病する例も2割ほどはある。つまり外因再発もありうることがわかってきた。

## C．結核の病理と結核の進展様式

### 1．結核の病理
(1) 結核は結核菌による慢性特異性の炎症である。
(2) 肺胞に入った結核菌は，最初は好中球に貪食され，その後肺マクロファージに貪食される。
　　　抗原提示細胞→ヘルパーT細胞→T細胞→リンホカイン→単球→マクロファジーIV型アレルギーにより起こる。
(3) 初感染後 10 日ほど乾酪化，のちに石灰化する。石灰化してもその中には結核菌は生存していることが多い。
(4) 感染後 3〜6 週で反応が起こる。つまりツ反が陽転する期間。
(5) 乾酪巣は治っても，再び軟化，融解する事がある。

一次結核　　◎初期変化群＝初感染原発巣＋肺門リンパ腫脹
　　　　　　　初期変化群，発感染原発巣とそれに対応する肺門リンパ腫脹

C．結核の病理と結核の進展様式　　5

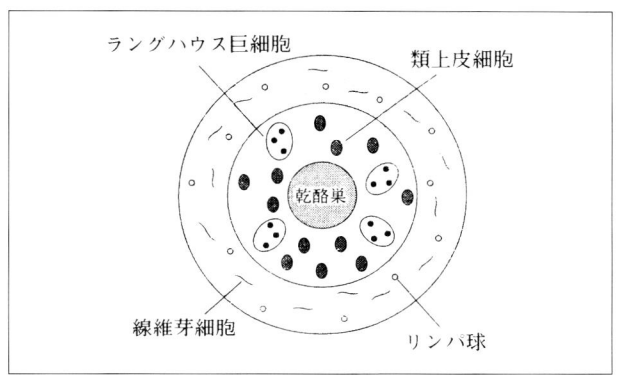

図1　結核結節

① 中心部　　乾酪巣　凝固壊死　乾酪化　チーズ様変形
　　　　　　好中球　マクロファジー　液体フイブリン
② 中間層　　類上皮細胞 ｛細網細胞　マクロファジー由来｝
　　　　　　ラングハンス巨細胞
③ 最外層　　繊維芽細胞　リンパ球　結合織
　　　　特異性肉芽　　　①＋②　　｛つまり慢性特異性の炎症｝
　　　　非特異性肉芽　　③
　　　　滲出性反応→増殖性反応　　→硬化性反応
　　　　乾酪化　　　　類上皮細胞　　はんこん収縮　被包乾酪化
　　　　　　　　　　　　　　　　　類上皮細胞　格子繊維　膠原繊維


　　　　初感染原発巣：肺の何処にでも起こる，下葉に多い，胸膜下5 mm，直径1 mm くらい，石灰化する。
　　　　肺門リンパ腫脹：初感染原発に対応する所属肺門リンパ腫脹
◎初感染結核症 ｛初期結核症｝（初期変化群に続く早期の結核症）
　　　　　血行性に栗粒結核，結核性髄膜炎，リンパ行性-血行性に胸膜炎。
二次結核　　成人型：S1　S2　S6に多い。空洞形成多い，排菌多い，

空洞から血行性に粟粒結核 ｛晩期まん延｝。

## 2．結核症の進展

結核菌は，飛沫感染により呼吸細気管支に取り込まれる。

```
一次結核
    初感染原発巣         →      所属の肺門リンパ節
        胸膜直下に定着。肺のいずれにも起こるがやや下肺に多い。
        初期変化群は初感染原発巣と肺門リンパ節腫脹。通常はここで発病しない
    で治癒。
        大部分の人は感染 ｛ツ反陽転の時期｝ はするが発病はしない。
```

```
初感染結核症 ｛初期結核｝        リンパ節→静脈角→血中
 ┌──────────┐  ┌──────────────────┐  ┌──────┐
 │  肺内      │  │ 肺外                             │  │ 頸部    │
 │ 肺尖への   │  │          結核性　胸膜炎           │  │ リンパ節炎 │
 │  早期浸潤  │  │  粟粒結核    髄膜炎                │  │         │
 │ ｛排菌は通常なし｝│  │ ｛早期まん延｝                   │  │         │
 └──────────┘  └──────────────────┘  └──────┘
```

```
二次結核　成人型慢性結核症　　S1　S2　S6に多い
    空洞形成，排菌も多い。乾酪性肺炎
    管内行性，リンパ行性に肺内で進展，増悪する。
```

| リンパ行性 | 血行性 | 管内行性 |
|---|---|---|
| 頸部リンパ節<br>結核性腹膜炎<br>腸結核<br>｛リンパ行性に<br>腹膜炎｝ | 心包炎<br>関節結核，脊椎カリエス，<br>腎臓結核，副腎結核，<br>肝臓，脾臓，眼の結核<br>大網結核→結核性腹膜炎<br>　　さらにリンパ行性に子宮結核<br>男性性器結核 ｛副睾丸炎｝ | 喉頭結核　中耳結核<br>腸結核　→結核性腹膜炎<br>　　　　　　痔ろう<br>膀胱結核 ｛腎臓結核から<br>　　　　　　管内行性｝<br>男性性器結核<br>　前立腺，精のう，輸精管再発 |

　初感染原発巣→肺門リンパ腫脹　いわゆる初期変化群。通常ほとんどの人は初期変化群で治癒する。しかし一部の人は，さらにリンパ行性，さらに静脈角から血行性に，胸膜炎・粟粒結核・髄膜炎・頸部リンパ節炎などの初期結核症

さらには初期結核症として全身に結核が進展することがよく理解できる。

そして後日，成人型の二次性の慢性結核症，空洞形成を生じる。また二次性慢性結核症からも血行性の晩期まん延による粟粒結核，全身への結核の進展もある。

昭和30代前半の頃は全身の結核は初期変化群から続く場合が多かった。しかし現在は二次性成人型結核から進展する全身への粟粒結核・腸結核・頸部リンパ節炎・髄膜炎も多い。結核の進展様式も時代とともに少しずつ変化している。しかし基本は変わらない。

結核の治療において結核が，どのように進展するか理解することは診断，治療においてきわめて大切であることを強調したい。

### 3．肺結核病巣の治癒過程

結核菌に浸された乾酪巣，つまり腐ったリンゴの運命は

1. 空洞化　つまり腐ったリンゴの悪い部分が融けて，浄化される。
   乾酪巣は空洞化して治るのが一番多い治り方。
   空洞化は悪いことではない。悪い所が融けて治るのだから。
   完全には空洞化しないで，被包化され治ることもある。
2. 被包化　つまり腐ったリンゴが乾燥化・ミイラ化・石灰化・線維化する。
   被包化された中でも結核菌は活動化しなくても死滅せず生きていることが多い。
   つまり将来空洞化して融解する可能性がある。

## D．結核と免疫

物理的感染防御は咳嗽反射と気管支粘膜の線毛運動による排除であろう。また気管支粘膜の化学物質による防御も関与するかもしれない。
しかし呼吸細気管支に結核菌が侵入すると免疫機構が作用する。

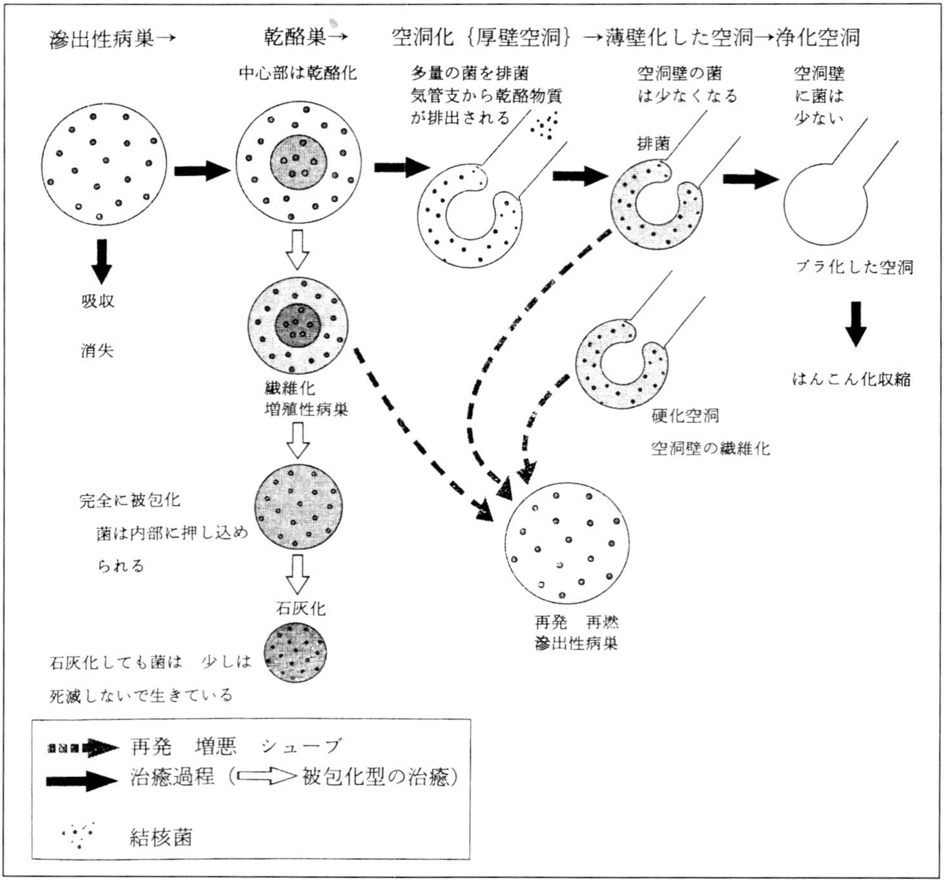

8　D．結核と免疫

図2　結核病巣の運命

　　結核菌
　　↓
　　好中球が貪食。しかし結核菌は死滅しない。胸膜直下に侵入。
　　↓
　　肺胞マクロファジーに取り込まれる。しかし結核菌は死滅しない。
　　　↓　　初感染原発巣の滲出巣，さらに中心部は凝固壊死・乾酪壊死に
　　　　　陥る。

## D．結核と免疫

　　　　マクロファジーは類上皮細胞・ラングハンス巨細胞に分化して肉芽組織増殖反応，つまり結核結節形成。これは種々のサイトカインの刺激による。

　　　　周囲は線維化してマクロファジーは死ぬ。中心部は乾酪壊死し結核菌は増殖できないが一部は死滅せず生存しつづける。

　抗原つまり結核菌はマクロァジー表面の主要組織適合抗原MHC class II分子と結合して｛抗原提示｝胸腺由来のヘルパーT細胞のTh 1に認識される。

　CD 4＋には細胞性免疫に関与するTh 1，体液性免疫に関与するTh 2がある。Th 2のヘルパーT細胞は形質細胞に作用し免疫グロブリンIgG・IgD・IgA・IgMなどの抗体を産制し体液性免疫に関与。またⅠ，Ⅱ，Ⅲ型のアレルギーに関与する。

これに対して

Th 1のヘルパーT細胞はT細胞からの感作リンパ球活性を促進する

　　↓

感作リンパ球

　　↓

サイトカイン｛リンホカイン｝→ IL-12・IL-18・→ NK細胞→ γ-IFN

　　↓　　マクロファジー活性化因子｛INF-γ｝などによりマクロファジー活性化される。

活性化されたマクロファジー

　　↓

細胞性免疫　　　Ⅵ型遅延アレルギー　　　　4～8週で成立。ツ反が陽性となる。

　　　　肺門リンパ節腫脹，それに続く胸膜炎・頸部リンパ節結核はまだ細胞性免疫成立が不十分な時期に起こる。

# E．結核菌

　結核菌は細菌学的には放線菌目，ミコバクテリウム科，ミコバクテリウム属の抗酸菌群に属する。抗酸菌群には結核菌群，非定型抗酸菌群，らい菌など70数種が認められている。

　　目：放線菌目　Actinomytales
　　科：ミコバクテリウム科　Mycobacteriaieue
　　属：ミコバクテリウム属
　　　　抗酸菌群 ─┬─ 結核菌群
　　　　　　　　　├─ 非定型抗酸菌群
　　　　　　　　　└─ らい菌

## 結核菌はグラム陽性桿菌

大きさは 0.2〜2.5×1〜4 $\mu$m の細長い棒菌。真っすぐ。またはわずかに湾曲するが，時に多形態｛棍棒状・膨大状・断裂状・長短不同・分枝状｝を示す。
　芽胞なし。きょう膜なし。べん毛なし。運動性なし。至適発育温度 37℃。好気性で酸素 20％，炭酸ガス 5％が発育に好適。至適 PH 6.8｛6.4〜7.0｝。染まりにくい。一旦染まると酸につけても脱色されにくい。つまり酸につけても脱色されないので抗酸菌といわれる。抗アルコール性・抗煮沸性でもある
　細胞外壁の構造は一般のグラム陰性桿菌とほぼ同じ。脂肪に富む厚い細胞壁。
　細胞壁は脂質に富む。細胞壁の 60％，乾燥菌量の 20〜40％を脂質が占める。この脂肪の多いことが染色困難，またいったん染色されると脱色されない性質となる。
　分裂は 15 時間に 1 回。これに対し大腸菌は 15〜20 分に 1 回分裂。
　単在・群在する。群在ではV・T・Y字型。平行に配列する。菌が盛んに発育する時は，発育は紐状に捩れて発育，または帯状になる。コード形成して発育する。
　培養すると灰白色・薄黄白色。乾燥性。魚鱗状の集落。培養続けると癒合。乾燥粗い。

やや黄色味を帯びる。R型となる。
ミコール酸：マイコバクテリア属・ノカルジアにもある疎水性のきわめて強い長鎖分子脂肪酸が細胞壁に存在。ワックス様細胞壁を構成。

　結核菌はグラム陽性桿菌。通常のグラム陽性菌の細胞壁はペプチドグルカンを持つ。また，グラム陰性菌は，細胞壁はペプチドグルカン，さらにリポ多糖体と蛋白からなる外膜におおわれる。結核菌はグラム陽性菌ではあるが細胞壁は比較的厚い脂質の層に覆われ，菌体乾燥重量の40％をしめる。

## 結核菌の抵抗性

　乾燥した喀痰中で6〜8ヵ月生存。日陰中に置かれた喀痰中で数週間生存。乾燥に強い。培養地の集落は冷暗所で6ヵ月後でも感染能力あり。

　100℃　1〜2分　　喀痰中で数週間生存。

　60℃で20〜30分間，75℃で5分間の加熱で死滅。喀痰中の菌を死滅するには5分間の煮沸要。

　低温には強い。

　日光の紫外線では20〜30分で死滅。喀痰中の菌は紫外線で2〜3時間で死滅。
培養菌は人工太陽灯で数分で死滅。

## 結核菌の感染力

　M.tuberculosis人型結核菌とM.bovis牛型結核菌が人間に結核を感染させる。人に感染する期間は4〜6週，つまりツ反が陽性になる期間である。

## 結核菌群の種類

結核菌群には4種類の苗があるがその種類と病原性は次のように分類される。
Mycobacterium tuberculosis
　人の結核症の大部分はこの菌による。
Mycobacterium africanum
　アフリカの患者から検出されたが，人への病原性は弱い。
Mycobacterium bovis

12  E. 結核菌

表3 ヒトに対する起病性別にみた抗酸菌菌種[2]

| 群　別 | 菌種<br>(Runyon 分類) | ヒ　ト　に　対　す　る　起　病　性 | |
|---|---|---|---|
| | | + | − |
| 遅発育菌 | （結核菌群） | **M. tuberculosis,**<br>M. bouis,<br>M. africanum | M. microti |
| | I | **M. kansasii,**<br>**M. marinum,**<br>M. simiae | M. asiaticum* |
| | II | **M. scrofulaceum,**<br>**M. szulaceum** | **M. gordonae*,**<br>M. farcinogenes |
| | III | **M. avium,**<br>**M. intracellulare,**<br>**M. xenopi,**<br>M. malmoense,<br>**M. shimoidei,**<br>M. ulcerans,<br>M. haemophilum,<br>**M. shinshuense** | **M. nonchromogenicum*,**<br>M. terrae*, M. gastri,<br>M. triviale |
| 迅速発育菌 | IV | **M. fortuitum,**<br>**M. chelonae** subsp.<br>**chelonae,**<br>**M. chelonae** subsp.<br>**abscessus** | M. flavescens,<br>**M. thermoresistibile*,**<br>M. fallax, M. pulveris,<br>M. smegmatis,<br>M. parafortuitum,<br>M. chitae, M. senegalense,<br>M. agri, M. porcinum,<br>M. diernhoferi,<br>M. moriokaense,<br>M. phlei, M. vaccae,<br>M. duvalii, M. neoaurum,<br>M. austroafricanum,<br>M. gadium, M. komossense,<br>M. sphagni, M. obuense,<br>M. rhodesiae, M. aichiense,<br>M. chubuense, M. tokaiense |
| 特殊栄養要求菌<br>人工培地<br>　発育不能菌 | | **M. leprae** | M. paratuberculosis,<br>M. lepraemurium |

＊まれに感染症を起こしたという報告のある抗酸菌。
　太字は本邦で今までに感染症の原因として報告されたことのある抗酸菌。

E．結核菌

表4 本邦でヒトの疾患の起因菌として分離されたことのある抗酸菌の一般性状（抗酸菌分類委員会試案改変）[2]

| 群別 | 菌種 | 増殖 温度（℃） 28 | 37 | 45 | 小川培地上の性状 可視集落出現までの期間 | 集落 S型またはR型 | 着色 暗所 | 着色 光照射後 | ナイアシン | 硝酸還元 | 耐熱カタラーゼ | Tween 80 水解 7日 | Tween 80 水解 14日 | アリルスルファターゼ | ウレアーゼ | EB 培地 | ピリジン酸培地 | PNB 培地 | HA 培地（μg/ml）125 | 250 | 500 | PAS 培地黒変 |
|---|---|---|---|---|---|---|---|---|---|---|---|---|---|---|---|---|---|---|---|---|---|---|
| 結核菌群 | M. tuberculosis | − | + | − | 2〜3週 | R | − | − | + | + | − | − | − | − | + | − | − | − | − | − | − | − |
| I群 | M. kansasii | + | + | −[2] | 2〜3週 | RS[3] | − | 黄 | − | + | +[5] | + | + | − | − | − | − | ±[5] | − | − | − | − |
| | M. marinum | + | + | − | 2〜3週 | S | − | 黄 | − | − | − | + | + | − | − | − | − | ± | − | − | − | − |
| II群 | M. scrofulaceum | + | + | − | 2〜3週 | S | 橙[6] | 橙 | − | − | + | + | + | − | + | − | − | + | + | + | + | − |
| | M. szulgai | + | + | − | 2〜3週 | S | 橙 | 橙 | − | + | + | + | + | ± | + | − | − | + | + | + | + | − |
| | (M. gordonae) | + | + | − | 2〜3週 | S | 橙 | 橙 | − | − | + | + | + | ± | − | − | − | + | + | + | + | − |
| III群 | M. avium complex | + | + | +/−[7] | 2〜3週 | S | 黄(−) | 黄(−) | − | − | + | − | −/+[7] | − | + | − | + | + | + | + | + | − |
| | M. xenopi | − | + | + | 3〜4週 | S | 黄 | 黄 | − | − | + | + | + | ± | − | − | + | + | + | + | + | − |
| | M. shimoidei (M. nonchromogenicum complex) | + | + | − | 2〜3週 | R | − | − | − | + | + | + | + | + | − | − | + | + | + | + | + | − |
| IV群 | M. fortuitum | + | + | − | <3日 | S(R)[3] | − | − | − | + | + | + | + | + | + | + | + | + | + | + | + | ± |
| | M. chelonae subsp. chelonae | + | + | − | <3日 | S(R) | − | − | − | − | + | + | + | + | + | + | + | + | + | + | + | − |
| | M. chelonae subsp. abscessus (M. thermoresistibile) | + | + | − | <3日 | S(R) | − | − | − | − | + | + | + | + | + | + | + | + | + | + | + | − |
| | | + | + | + | <7日 | R | 淡黄 | 淡黄 | − | + | + | − | + | + | + | + | + | + | + | + | + | + |

注：1）（ ）内の抗酸菌はきわめてまれにヒトの病気をおこすことがある．
2）分離当初は37℃で増殖しにくいが，継代を重ねると増殖可能となる．
3）集落当初のS型は通常S型，時にR型，RSはR型とS型の中間の性状を示すもの．
4）アリルスルファターゼは遅発育菌では2週間法，迅速発育菌では3日間法の性状．
5）±：多数の菌株が−，＋：大多数の菌株が＋．
6）25℃培養菌は光発色性，37℃培養菌は暗発色性．
7）分子はM. aviumの，分母はM. intracellulareの性状．

牛型結核菌：人では肺，リンパ節，関節，骨が侵される。
　　BCGはこの菌を弱毒化した生ワクチンである。
Mycobacterium microti
　　ネズミの結核菌。人への病原性はない。

# F．結核菌の検査

## 1．結核菌の検査

　　　　　　　　材料→喀痰　胃液　便　胸水
　　　　　　　　　塗抹　Niel-Nelson染色　　ガフキーⅠ～Ⅹ号
　　　　　　　　　培養　小川培地
　　　　　　　　　→遺伝子診断　　DNA増幅　　　PCR　ロシュ
　　　　　　　　　　　　　　　　RNA増幅　　　MTD　中外

　　喀痰の結核菌は3回以上施行。できれば化学療法施行前に検痰する。第1日，第2日，第3日。そして化学療法は第3日の検痰後に投与する。
　　つまり丸2日間治療が遅れるが，その方が喀痰の結核菌の検出率は高い。
　　肺結核の診断は喀痰の結核菌を，少なくとも3回以上検出することが大切。
　　胃液の培養はゾンデを飲む苦痛があるので代わりに便の結核菌培養を行なう。便の結核菌培養は胃液培養よりは検出率は劣るが，患者に負担なく是非とも一度は施行してほしい。
　　実際には中等症以上の肺結核では喀痰検査を3回以上行なう。塗抹陽性，また塗抹では陰性でも培養では陽性に出ることが多い。

　　喀痰の従来法｛塗抹検査・培養検査｝を怠ってはならない。従来法は時間がかかる。しかしその結果は信頼できる。
結核病理組織→気管支鏡生検による組織の病理学的診断，乾酪巣，気
　　　　　　　管支鏡の病巣からの吸引液の結核菌培養，小川培地お

よび PCR。

遺伝子検査法では耐性検査はできない。
従来法では耐性検査が可能である。

確かに遺伝子操作法は鋭敏である喀痰中に10個ほどの結核菌でも検出できる。
これに対し従来法では，喀痰1検体中，塗抹陽性で出るには10,000個の結核菌が必要である。培養するにも200個以上は必要である。
ただ遺伝子操作法では喀痰以外の材料でも検出可である。たとえば髄液・組織液，胸水・リンパ液などからも検出される。
気管支鏡の吸引液の遺伝子操作法では，前回使用時の結核菌により陽性に出る。つまり消毒しても前回使用でPCR陽性となる。
X線上，結核病巣がなくても喀痰からのPCR陽性のことあり。PCR陽性の意味は慎重に考慮する必要あり。つまりX線上正常でPCR陽性は結核か否か，治療必要あるのか否か，判断に苦慮する。

## 2．抗酸菌の染色法
### チール-ネルゼン法
① 固定した標本に十分量の石炭酸フクシン液を注ぐ。標本の下からガスバーナーまたはアルコールランプで軽く湯気の出る程度まで加熱。
② 約10分放置後，染色液を捨てて水道水で水洗する。
③ 3％塩酸アルコールを注ぎ，標本が肉眼的にほとんど無色になるまで脱色する。
④ 水洗後，10倍希釈レフレルのメチレンブルー液で10～20秒間染色して，水洗後乾燥させる。または濾紙で水気を吸い取る。
⑤ 検鏡する。抗酸菌は赤く染まる。その他の一般細菌やその他の細胞は青く染まる。つまり抗酸菌は赤く染まり，背景は青く染まる。

F．結核菌の検査

表 5　検鏡による検出菌数の記載

| カフキー号数 | 菌の個数 | | 簡単な記載法 | |
|---|---|---|---|---|
| 0 | 全視野に | 0 個 | 陰性 | − |
| 1 | 全視野に | 1〜4 個 | 少数 | ＋ |
| 2 | 数視野に | 1 個 | 少数 | ＋ |
| 3 | 1 視野に | 1 個 | 中等数 | ＋＋ |
| 4 | 1 視野に | 2〜3 個 | 中等数 | ＋＋ |
| 5 | 1 視野に | 4〜6 個 | 中等数 | ＋＋ |
| 6 | 1 視野に | 7〜12 個 | 中等数 | ＋＋ |
| 7 | 1 視野に | 13〜35 個 | 多数 | ＋＋＋ |
| 8 | 1 視野に | 26〜50 個 | 多数 | ＋＋＋ |
| 9 | 1 視野に | 51〜100 個 | 多数 | ＋＋＋ |
| 10 | 1 視野に | 101 個以上 | 多数 | ＋＋＋ |

チール-ネルゼン染色標本は 1 枚の標本で約 1 万視野
1 視野：1,000 倍

### 蛍光染色法

① 標本に 0.1％ローダミン B を注ぐ。
② 1 分間，室温に放置する。
③ 染色液を捨て，水洗せずにオーラミン O 液を注ぐ。
④ 10 分間，室温に放置染色する。
⑤ 水洗後，3％塩酸アルコールで塗抹面が無色になるまで脱色する。
⑥ 水洗後，メチレンブルー液で 20 秒程度染色して，水洗・乾燥させる。
⑦ 蛍光顕微鏡で検鏡する。200 倍で検鏡。抗酸菌は黄橙色から赤橙色の蛍光を発する菌として認められる。確認は 400 倍でする。

　　　蛍光顕微鏡は 1 視野，200 倍，1 枚の標本で 400〜500 視野

### 培養

　喀痰材料に等量の 2％NaOH，カセイソーダ液を混合する。{この場合混合された喀痰の NaOH 濃度は 1％になる} この喀痰混合液 0.1 ml を 1％小川培地に植える。
　37℃で培養，最終 8 週まで培地を観察する。
喀痰に等量の 4％NaOH 液を混合 {つまり混合された喀痰の NaOH 濃度は

2％になるが，その混合喀痰材料 0.1 ml を 3％小川培地に植えることもある｝。

　喀痰にカセイソーダを混合するのは，雑菌の繁殖を押さえるためである。しかしカセイソーダの濃度が濃い場合，雑菌の繁殖は押さえられるが，抗酸菌の中でもアルカリに弱い非定型抗酸菌は発育しにくくなる。つまり塗抹陽性，培養陰性も起こりうる。小川培地の濃度が濃い時も抗酸菌は培養率が低下する。

　喀痰が均一化しにくい時は喀痰溶解酵素セミアルカリプロティナーゼ｛商品名：スプタザイム，極東製薬工業 KK｝を加える。また，NALC｛N-アセチル-L-システイン｝を喀痰融解剤として加えることもある

　髄液，胸水，腹水は無菌的材料である。雑菌の混入は少ないので，カセイソーダの濃度は高くなくてもよい｛通常 2〜3％NaOH 濃度で小川培地も 1〜3％濃度でよい｝。


　喀痰の検出困難な場合は，3％食塩溶解または生理食塩水を超音波ネブライザーで吸入させ喀痰を誘発させる。


## 3．抗酸菌の検査法

　塗抹→即座に抗酸菌を検出できる。ただし菌の量が多くないとだめ。
　　　1検体あたり菌，最低でも 10,000 個〜5,000 個以上
　　しかし塗抹検査は大切。中等症以上の病変なら塗抹陽性の確率高い。
　　　◎チール-ネールゼン Ziel-Neelsen 法→一般的な方法
　　　　塗抹の菌量をガフキー I 〜 X 号で表す｛号数多いほど菌量多い｝｛最近では−，±，＋〜＋＋＋のように表すことも多い｝
　　　◎蛍光法


## 1）培養前処置

　　　　◎ NaOH，カセーソーダ　2％　4％　雑菌抑制するため
　　　　◎喀痰溶解剤　セミアルカリプロティナーゼ｛商品名　スプタザイム｝
　　　　　　　　　　　NALC｛N-アセチル-L-システイン｝

2）培養法[3]
　　固形培地　① 小川培地：　卵培地である。1％，2％，3％の各小川培地
　　　　　　　　　　　　　　　がある。
　　　　　　　　　　　　　　ツイーン卵培地
　　　　　　　　　日本では小川培地が主流。安価だが発育に時間を要する。
　　　　　　　② Lowenstein-Jensen 培地　この LJ 培地は欧米では多い。
　　寒天培地　① ミドルブルック 7 H 10 培地
　　　　　　　　ミドルブロック 7 H 11 培地
　　液体培地　合成培地①ソートン，半合成培地①キルヒナー，②デュボス，③
　　　　　　　　　　　　　ミドルブロック 7 H 9

3）新しい培地システム
　　① Septi-Check AFB 法（ベクトン-ディッキンソン社製）
　　　　液体と固形の二相性培地
　　　　セプティチェック AFB 法（Septi-Check 法）
　　　　液体培地｛ミドルブルック 7 H 9 培地｝と寒天培地｛3 種類｝の二相培地。20％$CO_2$の入った培養ボトルに液体培地・発育促進剤・雑菌抑制抗生剤を加え，この中に 3 種類の寒天培養地を浸す。寒天培養地の集落の有無・液体培養地の混濁の観察・発育菌の塗抹検査を行なう。
　　　　小川培地より感度は良い。発育日数もやや短縮する。
　　② BACTEC システム
　　　　$^{14}CO_2$－放射線物質使用。日本では放射線物質の廃棄問題のため，このシステムは利用されていない。
　　　　BACTEC　460　TB　システム
　　　　液体ボトル培地｛ミドルブロック 7 H 9 液体培地｝に発育促進剤・雑菌抑制抗生剤・$^{14}C$パルミチン酸標識基質からなる。抗酸菌が代謝して$^{14}CO_2$が発生。この発生した$^{14}CO_2$を測定。$^{14}CO_2$の代謝を抗酸菌の菌増殖とみなす。

従来法より塗抹陽性結核菌で 14 日速く，塗抹陰性結核菌で 9 日早く，MAC では塗抹陽性菌で 18 日，塗抹陰性 MAC で 20 日早く培養できる[3]。しかし日本では放射線廃棄の問題があり，普及していない。

③ MGIT 法：Mycobacteria Growth Indicator Tube
　　　　　　　（ベクトン-ディッキンソン社製より）

　BACTEC　MGI　960 自動抗酸菌培養検出装置として市販。変法ミドルブロック 7 H 9 培地使用。抗酸菌発育による培養酸素の消費，紫外線照射によりオレンジ色の蛍光が観察され抗酸菌の発育を確認できる。MGI T チューブには蛍光物質がシリコンに埋め込まれている。ブロス内の液存酸素に通常は発光阻害され蛍光は認められないが，抗酸菌が活発に呼吸することにより液体酸素は消費され蛍光が観察される。この蛍光をもって抗酸菌陽性とする。

④ MB/BacT：Microbial Detection System

　抗酸菌が代謝時に産生する $CO_2$ が水と反応して生じる $H^+$ イオンにより，センサーが淡黄，さらに淡緑色の変化を光ダイオードを用いた検出器で検出。
　ミドルブロック 7 H 9 broth 使用

⑤ MB　REDOX

　抗酸菌が増殖して酸素消費がみられると培地は負の酸化還元電位をしめす。インジケーターは還元され菌の増殖につれ，ピンク，赤色，青紫色さらに青色に変わる。
　キルヒナー液体培地使用

4）培　地

　わが国では卵培地である小川培地が主体である。数種類の小川培地を用途別に用いるとよい。

　　1％小川培地　　　結核菌を発育するに最少必要の組成からなる。特殊な抗酸菌以外はよく発育。継代培養に用いる。感受性試験の基礎培地，結核菌保存にも用いる。

|  |  |
|---|---|
|  | 最近ではアルカリに弱い AM 菌や結核菌の検出を高めるため検体処理にアルカリ量の少ない１％小川培地を分離培養に用いることも多い。 |
| ３％小川培地 | 分離培養用。わが国では標準的に用いられている。 |
| ２％小川変法培地 | マラカイトグリーンやグリセリン量を押さえ，幅広く抗酸菌を拾えるようにしている。クエン酸マグネシウム追加で生菌数の長期保存保持。分離・継代培養の両法に用いるが，小川培養地と併用して分離培地に用いるのが最適。 |
| ツィーン卵培地 | １％小川培地から，特定の抗酸菌の発育押さえるグリセリンを除き，炭素源として Tween 80 追加。これにより結核菌の検出を向上。集落発現までの時間を短縮。そのため発育してきた集落は，総てスムーズ型となり結核菌と AM 菌の鑑別は見ただけでは困難。分離・継代培養の両法に用いるが，小川培地と併用して分離培養に用いるのが最適。 |
| ピット培地 | 抗酸菌の菌苔をテトラッゾリウム塩で紫赤色に着色。基礎培養は２％小川培地。喀痰に２％か４％NaOH，またはピットゾロ喀痰処理液を加えると検出しやすい。 |

前処理は雑菌の繁殖を押さえる。ただし処理液の濃度が強すぎると，結核菌が生えてこない。つまり死菌でなくても塗抹陽性・培養陰性が起こりうる。

小川培養の鮮やかな緑色は雑菌の繁殖を押さえるため，マラカイトグリーンが混入されているため。

１検体，喀痰１ml に結核菌が何個ぐらいあれば検出できるのか。

| 塗抹 | 光学顕微鏡 | 5,000～10,000 個 | 塗抹陽性になるには少なくとも5,000～10,000 個の結核菌が必要。 |
|---|---|---|---|
| 塗抹 | 蛍光顕微鏡 | 数千個 |  |
| 培養 | 光学顕微鏡 | 50～200 個 | つまり培養は塗抹の1/50～1/200 の菌量で検出可 |

表6　小川培地の組成　　　　　　　　　極東製薬工業KK パンフレットより

|  | 1％小川培地 | 3％小川培地 | 2％小川変法培地 | ツィーン卵培地 |
|---|---|---|---|---|
| 1）原液 | | | | |
| 　リン酸二水素カリウム | 1.0 g | 3.0 g | 2.0 g | 1.0 g |
| 　グルタミン酸ナトリウム | 1.0 g | 1.0 g | 0.5 g | 1.0 g |
| 　クエン酸マグネシウム | —— | —— | 0.1 g | —— |
| 　硫酸マグネシウム | —— | —— | —— | 0.1 g |
| 　Tween 80 | —— | —— | —— | 2.0 ml |
| 　蒸留水 | 100 ml | 100 ml | 100 ml | 100 ml |
| 2）卵液 | | | | |
| 　全卵液 | 200 ml | 200 ml | 200 ml | 200 ml |
| 　グリセリン | 6 ml | 6 ml | 4 ml | —— |
| 　2％マラカイトグリーン | 6 ml | 6 ml | 4 ml | 6 ml |
| 3）pH | 6.5 | 6.2 | 6.4 | 6.5 |

表7　結核菌と非定型抗酸菌の違い

|  | 結核菌 | 非定型抗酸菌 |
|---|---|---|
| 発　　　育 | 早くて2〜3週で集落 通常4週，遅くて8週まで | 早いのは1週目から集落｛IV型菌｝ 全体的に敏速発育，2〜3週 |
| 集落の色 性　　　状 | 淡黄灰白色 表面粗，乾燥した集落 R型　rough 白菌で菌を取ると　　ボロボロした感じ | 黄色，橙など鮮明な色 表面平滑，浸潤 S型　smooth 粘稠でベトベトした感じ I　白〜淡黄白色　S〜R型　光発色　　　　　　　　　　M. kansasii II　橙黄色　　　　　　S型 III　白〜淡黄白色　　　S型 |
| コード形成 | あり | なし |
| 発育温度 | 37℃ | 22〜42℃ |
| ナイアシン | 陽性 水溶性のナイアシン　ニコチン酸抽出 | 陰性 |
| カタラーゼ 抗煮沸性 | 反応弱い 5分で脱色 | 結核菌より強い 1分で脱色 |

PCR MTD　　　　　5〜10個　　　　　理論的には1個でも検出可能だが，実際は増幅には5〜10個の結核菌が必要。

## 5）培養法の比較

種々の培養法があるが，われわれでは従来の小川法（小川変法含む），新しい培地システムとしてSepti-Check法とMGIT法が最近よく用いている。

特にMGIT法は培養期間が小川法より短縮できる。塗抹陰性菌でも培養される確率が小川法より高い。また耐性検査にも使用できる。つまり従来の小川法より早く培養でき，また，耐性検査の結果も早くできるすぐれた利点がある。

具体的にどのくらいの培養で菌発育が確認できるか。
一山　智氏，および阿部千治氏，小林寅喆氏らの成績を提示する。

表8　小川法とMGIT法の培養陽性例数と培養に要する日数の比較[3]

結核患者喀痰681材料から結核菌237例　非定型抗酸菌93例検出

|  |  |  | 小　川 | MGIT |
|---|---|---|---|---|
| 結核菌 | 塗抹陽性 |  | 170例 | 192例 |
| 結核菌 | 塗抹陰性 |  | 17例 | 45例 |
| 非定型抗酸菌 | 塗抹陽性 |  | 53例 | 64例 |
| 非定型抗酸菌 | 塗抹陰性 |  | 10例 | 28例 |
| 培養に要する日数 |  |  | 平均日数 |  |
| 結核菌 | 塗抹陽性 | 170例 | 29.9日 | 16.5日 |
| 結核菌 | 塗抹陰性 | 17例 | 48.5日 | 28.0日 |
| MAC | 塗抹陽性 | 33例 | 29.7日 | 6.8日 |
|  | 塗抹陰性 | 7例 | 41.0日 | 9.3日 |
| M.Kansasii |  | 17例 | 22.2日 | 13.7日 |

表9　培養日数

|  | 小　　川 | 小川変法 | Septi-Check法 | MGIT法 |
|---|---|---|---|---|
| 阿部千代治[6] | | | | |
| 　結核菌 | 21.6日 | 21.2日 | 21.2日 | 12.9日 |
| 　非結核性抗酸菌 | 20.4日 | 18.3日 | 11.0日 | 7.4日 |
| 一山　智[5] | | | | |
| 　結核菌 | | | | |
| 　塗抹陽性 | 22.0日 | | 17.0日 | 11.5日 |
| 　塗抹陰性 | 40.6日 | | 27.9日 | 22.5日 |
| 　非定型抗酸菌 MAC | | | | |
| 　塗抹陽性 | 15.6日 | | 11.8日 | 7.8日 |
| 　塗抹陰性 | 27.2日 | | 15.3日 | 16.2日 |
| 小林寅喆ら[7] | | | | |
| 　結核菌 | 24.6日 | | | 14.1日 |
| 　非結核性抗酸菌 | 22.8日 | | | 8.3日 |

表10　各培養法による菌検出率%

|  | 小　　川 | 小川変法 | Septi-Check法 | MGIT法 |
|---|---|---|---|---|
| 阿部千代治[6]　305喀痰材料 | | | | |
| 　　　　　分離菌数 | | | | |
| 結核菌　塗抹陽性　27個 | 74.1% | 88.9% | 96.3% | 81.5% |
| 　　　　塗抹陰性　12個 | 50.0% | 75.0% | 91.7% | 83.3% |
| 非結核性抗酸菌 | | | | |
| 　塗抹陽性　19個 | 78.9% | 89.5% | 94.7% | 100% |
| 　塗抹陰性　25個 | 36.0% | 52.0% | 60.0% | 76.0% |
| 一山　智[5]　382喀痰材料 | | | | |
| 　　　　｛患者141名｝ | | | | |
| 結核菌　　　　　99個 | 51.5% | 81.8% | 97.0% | |
| 非定型抗酸菌 | | | | |
| 　MAC　　　　20個 | 65.0% | 85.0% | 100% | |
| 　MAC以外　　4個 | 25.0% | 75.0% | 50.0% | |

つまり MGIT 法は小川法に比べ培養率が高い。特に塗抹陰性菌は小川法に比べ高い。また培養に要する日数も短縮された。

## 6) 抗酸菌の検査における塗抹・培養の意義

塗抹陽性→① 結核症　非定型抗酸菌症 AM 症
　　　　　② マイコバクテリウム属以外の弱い抗酸性に染まる菌[1]
　　　　　　　Nocardia, Rhoodocccus, Tsukamurella, Corynebacterium
　　　　　塗抹陽性は 1 検体に 1 万個/ml 以上の菌があることになる。原則的には塗抹陽性検体を培養して，培養されて初めて抗酸菌と言える。しかし実際は塗抹陽性菌はほとんどが結核菌，または非定型抗酸菌である。しかもすぐに診断がつくので診断価値は高い。

塗抹陰性　培養陽性
　　① 培養されるには 1 検体/ml に 50 個〜200 個以上の菌必要。
　　　培養陽性で抗酸菌は確定される。しかし時間がかかる。結核菌で 4 〜 6 週かかる。

塗抹陽性　培養陰性
　　① いわゆる死菌，死んで培養能力のない菌である。死菌でも DNA はあるので PCR 法では陽性になる。
　　② 培養技術が悪く，菌が死菌でなくても培養されない。つまり前処理に強い濃度の薬液使用，培地濃度が濃すぎる，結核菌は好塩基性であるが，酸性度の強い培地使用した場合。
　　　検体を採取してから検査するまで時間がかかる。菌の発育が弱くなる。明らかに画像的に排菌が考えられる肺結核でも，培養技術に問題があると培養されず死菌の場合がある。

塗抹陰性　培養陰性
　　① 画像的に肺結核を疑っても塗抹陰性，培養も陰性のことが多い。これは菌の量が少ないためのことが多い。培養陽性には少なくとも 50 個以上。このような場合は PCR 法が威力を発揮する。一検体 10 個〜 5 個ほどで，PCR は陽性となる。しかし結核でなくても PCR も検査技術不良により，偽陽性や偽陰性になる

こともある。
② 臨床的に肺結核を疑い，塗抹陰性・培養陰性・PCR法陰性でも化学療法しながら，画像の改善により結核と診断することも多い。最近では積極的に気管支鏡により洗浄液の抗酸菌培養・経気管支鏡肺生検による乾酪巣の検出をおこなう傾向になっている。

## 7）遺伝子操作による抗酸菌の検出法とその臨床的意義
（1）ハイブリダイゼイションを用いる方法
DNAプローブ法（アキュプローブ）
　被検菌のr-RNAを標的として，結核菌やMAC菌の基準株の標準DNAとのハイブリダイゼーションを利用したもの。放射能は用いない。
　結核菌とMAC菌の同定で鑑別できる。培養した検体を使用するので培養まで日数が要る。培養は1コロニーでも検出可能。
Gene-Probe法
　$^{125}$I標識DNAプローブを用い形成されたr-RNAとのハイブリッドをヒドロキシアパタイトに吸着させ放射活性測定。放射能を要する欠点がある。
DDH法
　マイクロプレートに固定された多種抗酸菌基準株DNAと被検体菌DNAとのDNA-DNAハイブリダゼイゼーションによる方法。放射能は用いない。
　培養検体を使用するので日数は要する。1コロニーでも検出可能。
　結核菌と17種類の非定型抗酸菌を同定できる。

（2）核酸増幅法
PCR法｛アンプリコア，日本ロシュ｝
　16 Sr-RNA遺伝子をターゲットにして，DNAをPCR法にて増幅。増幅したDNAを核酸ハイブリダイゼーションにて検出する。
　4〜8時間で結核菌・MACを検出。また結核菌の同定で鑑別できる。
MTD法｛中外MTD｝
　結核菌のr-RNAを増幅。結核菌にはr-RNAはDNAの100倍以上あるので，結核菌のみに関しては感度は良い。r-RNAをTMA法により増幅。さ

## F. 結核菌の検査

### 表11 遺伝子操作による診断の意義　PCR・MTD法の意義

| ☆遺伝子操作法 | ※従来法 |
|---|---|
| ☆敏速に診断できる　1日で可能<br>　遅くとも数日で可<br>　従来法の塗抹陰性で培養陽性例に有効 | ※塗抹では直ぐに診断できるが，培養には4～8週間要する |
| ☆少量の菌：10個以下の結核菌で可能 | ※塗抹では1検体当たり5,000～10,000個以上必要<br>　培養でもかなりの菌量必要（50～200個） |
| ☆喀痰，胃液以外の検体でも検出率高い<br>　胸水，組織液，リンパ組織，髄液，切除組織などでも検出率高い | ※喀痰，胃液，便以外では低い検出率 |
| ☆耐性検査は不可能 | ※耐性検査は可能 |
| ☆疑陽性，疑陰性がある<br>　気管支鏡では前回の汚染に影響される | ※偽陽性はほとんどない<br>　しかし，まれに抗酸性染色される菌もある。 |
| ☆PCR法では人型結核菌と非定型抗酸菌のMACの鑑別が1日で可<br>｛DNAプローブ法では培養しないと不可能なので少なくとも20日以上要｝ | |
| ☆PCR法では死菌でも陽性にでる<br>　つまり生菌と死菌の鑑別は不能 | ※死菌は塗抹で陽性だが培養陰性となる。ただし死菌でなくても培養技術が悪いと塗抹陽性，培養陰性もありうる。 |

### 表12 新しい迅速診断法による結核菌検出率

（名大1内：下方薫[9]氏の成績）

| 塗抹 | 培養 | 喀痰検体数 | MTD法 陽性 | 陰性 | PCR法 陽性 | 陰性 |
|---|---|---|---|---|---|---|
| ＋ | ＋ | 74 | 74 | 0 | 74 | 0 |
| － | ＋ | 47 | 47 | 0 | 45 | 2 |
| ＋ | － | 6 | 5 | 1 | 5 | 1 |
| － | － | 278 | 23 | 255 | 26 | 252 |
| | 計 | 405 | 149 | 256 | 150 | 255 |

**表13　喀痰結核菌の小川法と PCR 法の比較**
1995～1999 年　愛北病院著者症例
{入院時治療開始時の人型結核症患者 68 人の喀痰材料 68 例}

| 塗抹 | 培養 |      | PCR 陽性 | PCR 陰性 |
|------|------|------|----------|----------|
| ＋   | ＋   | 29 例 | 29 例    | 0 例     |
| －   | ＋   | 18 例 | 14 例    | 4 例     |
| ＋   | －   | 0 例  | 0 例     | 0 例     |
| －   | －   | 21 例 | 1 例     | 20 例    |

らに HPA 法を用い，化学発色して結核菌を検出。結核菌を 4～8 時間で検出できる。ただし結核菌のみで非定型抗酸菌は検出できない。

前頁の表よりわかることは

☆塗抹陽性例は，ほとんど全例遺伝子操作法 PCR・MTD でも陽性，つまり塗抹で陽性なら，わざわざ遺伝子法は施行しなくてもよいと言える。

☆塗抹陰性・培養陽性では，従来法では培養陽性まで 4～8 週間かかる。遺伝子操作法が最も威力を発揮する。培養陽性のほとんどが遺伝子操作法で 4～8 時間で結核菌の DNA を検出できる。しかも PCR では結核菌か MAC かの同定も可能である。

☆塗抹陽性・培養陰性での意味は菌は死菌である{しかし培養の技術の誤りでもありうる。たとえば，検体処理の試薬が強すぎて，菌が生えてこない例など}。遺伝子操作法では DNA は菌が死んでも残っているので検出される。

☆塗抹陰性・培養も陰性例，これは臨床的に結核が疑われた{主としてX線診断}。症例中遺伝子操作法で，従来法ではゼロでも 1 割弱で検出できた。

結核菌の核酸増幅法による診断に関して注意することは

① 必ず喀痰の塗抹検査を，さらに喀痰の結核菌の培養{主として小川培養}も並行してすること。

② 画像診断は不可欠である。また臨床症状，炎症反応などの臨床検査の結果も考慮。

## 表14　抗酸菌｛結核菌・非定型抗酸菌｝検出の手順

```
検体材料｛喀痰　胃液　便　胸水
　　　気管支洗浄液｝
          ↓
塗抹標本〔抗酸菌染色〕
（チール-ネルゼン染色）
          →検鏡　ガフキーⅠ～Ⅹ号
          ↓
培養　小川培地
          ↓　塗抹陰性菌も塗抹陽性菌もいずれ
              も培養する
    培養された抗酸菌→検鏡，塗抹標本，
        色，培養期間，集落の形態
        色：乳白色，レモン色，黄色，
        ↓集落の状態：L型，　　S型
        同定→ナイアシン試験
                    陽性：結核菌
                    陰性：非定型抗酸菌
                抗酸菌同定用培地｛正確｝
                抗酸菌同定簡易キット
                        ｛やや不正確｝
          ↓
耐性検査｛感受性試験｝
    小川培地｛正確｝
    簡易法→マイクロタイター法
            ピットスペクトル培地
            スペクトル培地
            ウェルパック培地
    MIC測定，簡易法
        （ブロスミックMTB-Ⅰ）
        ｛簡易法はやや不正確｝

新しい培地システム
    MGIT法
    Septi-Chek-AFB法
併用すると培養率向上
```

遺伝子操作法

PCR法｛アンプリコア｝
MTD法
　これらは抗酸菌を4～7時間にて同定できる。さらにPCR法は結核菌と非定型抗酸菌のMACを同定できる。
ただし遺伝子法は偽陽性，偽陰性もわずかながらある。

DNAプローブ法
アキュプローブ：培養された検体は1コロニーでも検査可。結核菌とMACの同定可。培養検体なので培養するまで時間がかかる。少なくとも20日。しかし偽陽性，偽陰性はない。
Gene-Probe法
　$^{131}$I標識DNAプローブを用いる。

DDH法
　結核菌と17種類の非定型抗酸菌が同定可能

表15 抗結核剤の耐性基準

|  | 従来の1％小川培地<br>薬剤濃度　μg/ml |  | 左記の濃度<br>での耐性基準 | 1％小川培地<br>での新しい<br>薬剤濃度 |  | WHO提案の<br>耐性基準 |
|---|---|---|---|---|---|---|
| INH | 0.1 | 1　　5 | 1 | 0.2 | 1.0 | 0.2 |
| SM | 20 | 200 | 20 | 10 |  | 4 |
| RFP | 10 | 50 | 50 | 40 |  | 40 |
| EB | 2.5 | 5 | 5 | 2.5 |  | 2 |
| KM | 25 | 100 | 100 | 20 |  |  |
| TH | 25 | 50 | 25 | 20 |  |  |
| CS | 20 | 40 | 40 | 30 |  |  |
| CPM | 25 | 100 | 100 | 20 |  |  |
| EVM | 25 | 100 | 100 | 20 |  |  |
| PAS | 1 | 10 | 1 | 0.5 |  |  |
| PZA | 300 | 1,000<br>3,000 |  |  |  |  |
| LVFX |  |  |  | 1.0 |  |  |

③ 核酸増幅法には偽陽性，偽陰性もあることに留意する。
④ 気管支鏡検査では前回の検査による汚染の偽陽性のこともあるので注意。
⑤ 治療経過判定には核酸増幅法は原則として用いない。つまり画像での改善度，喀痰の塗抹，培養の結果，臨床症状，炎症反応などの臨床検査，臨床症状で治癒を総合的に判断すること。

　新しい耐性基準は1997年6月に日本結核病学会の薬剤耐性検査委員会により提案。INHのみ2種類の濃度，他は1濃度のみ，PZAの濃度は検討中。
　検査の意味，検査室の仕事量，負担，経済的面から考慮された。
　INHの濃度は0.2μg/mlを治療の指標にする。多剤耐性で使用する薬がない時に1μg/mlの濃度を参考にする。
　小川培地は1％　普通法｛試験管法｝。

8）感受性試験｛耐性検査｝
　耐性検査は遺伝子操作法ではできない。従来の細菌検査によらねばならな

い。
◎直接法：塗抹陽性の菌を前処理して直接，感受性試験の培地に植える。しかし接種する菌量のふぞろい，非定型抗酸菌の混入，前処理の影響に左右されるので現在では勧められない
◎間接法：培養した菌を感受性試験の培地に植える。
　○普通法　１％の小川培地使用。結果は信頼できるが，判定に３～４週かかる。
　○簡易法　普通法より培地面積小さく，一つ一つの穴に培地が入っている。菌の濃度を濃くすることで10～14日で判定可能。しかし小川培地法より信頼性は劣る。
　　　　　判定原理や結果の解釈は小川法と同じ。簡易ではあるが菌接種量，培養期間，結果判定に注意を要しないと，培地が小さいので感受性菌を耐性菌と過大評価することあり。
　① マイクロタイター法
　　　ビットスペクトル培地：菌が発育すると赤色になる。１％小川培地を使用。
　　　スペクトル培地：菌が発育すると菌苔色の淡黄白色に変わる。１％小川培地を使用。
　② ウェルバック培地：ウェルバック培地Ａ，Ｂともに１％小川培地を使用。
　③ ブロスミック MTB-Ⅰ：MIC 測定による感受性検査，新キノロン剤も検査可能，７日で判定可能。
　　　液体培地使用：変形ミドルブロック７Ｈ９broth 培養使用
　④ MGIT AST SIRE キット：ベクトン-ディツキンソン製
　　　液体培地使用：変法ミドロブロック７Ｈ９broth 液体培地使用
　　　コントロール試験管の蛍光発してから薬剤試験管が蛍光発すれば耐性，蛍光発しなければ感受性。
　　　このキットは INH RFP SM EB の４剤が検査可能，３～７日で判定可。
　⑤ 結核菌感受性 PZA 液体培地：極東製薬工業ＫＫ製

液体培地で，ミドルブロック7H9broth液体培地使用

PZAのみの耐性検査，7日で判定可能

PZAは結核菌の発育困難なPH 5.5で最も強い。

抗菌力があるので液体培地のPHは6.0，PZA 100 μg/mlの濃度の培地に菌を植える。

ピットスペクトル培地　極東製薬KK

結核菌を酸化還元指示薬で着色，結核菌発育で赤色になる。目視判定が明確。判定精度向上のため，感受性菌を不完全耐性菌と誤らないため接種菌液の1/100濃度を接種する。

〈培地構成ラベル〉

| | 1 | 2 | 3 | 4 | 5 | 6 | 7 | 8 |
|---|---|---|---|---|---|---|---|---|
| A | INH 0.1 | INH 0.1 | C+ | C+ | C 1/100 | C- | RFP 50 | RFP 50 |
| B | INH 1.0 | INH 1.0 | INH 5.0 | INH 5.0 | RFP 10 | RFP 10 | RFP 25 | RFP 25 |
| C | SM 20 | SM 20 | SM 200 | SM 200 | EVM 25 | EVM 25 | EVM 100 | EVM 100 |
| D | PAS 1.0 | PAS 1.0 | PAS 10 | PAS 10 | CPM 25 | CPM 25 | CPM 100 | CPM 100 |
| E | KM 25 | KM 25 | KM 100 | KM 100 | EB 2.5 | EB 2.5 | EB 5.0 | EB 5.0 |
| F | TH 25 | TH 25 | TH 50 | TH 50 | CS 20 | CS 20 | CS 40 | CS 40 |

〈検査ラベル〉
（患者名等記入用ラベル）

（注）1：C+、C-は菌発育陽性、陰性の為の対照培地で、抗結核薬を含みません。
2：表中各薬剤の下の数字は薬剤濃度（単位：r=μg/ml）です。

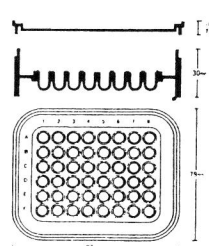

図3　薬剤配置図

極東製薬KKの説明書より
図4　容器の構成図

ウエルパック培地A　製造元　日本ビーシージー製造KK

直接・間接法のいずれも可。

分離培養検査，主要5剤の感受性試験，簡易同定検査が可能。

| | 1 | 2 | 3 | 4 |
|---|---|---|---|---|
| A | C+ | C- | 1%小川培地 | 工藤PD培地 |
| B | SM 20 | SM 200 | RFP 10 | RFP 50 |
| C | KM 25 | KM 100 | EB 2.5 | EB 5 |
| D | INH 0.1 | INH 1 | INH 5 | PNB 500 |

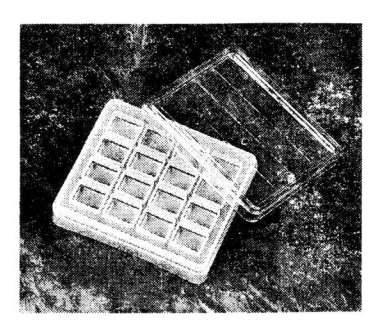

図5　ウエルパック培地A

図6　薬剤配置図

## F. 結核菌の検査

ブロスミック MTB-I　　極東製薬KK

最近では MIC で結核菌の耐性検査をおこなえる簡易検査もある。極東製薬工業 KK から製品化されている。微量液体希釈法により定量的な MIC 測定可能である。また 7 日間で測定可能である。抗結核剤以外にも新キノロンも測定可能である。

| | 1 | 2 | 3 | 4 | 5 | 6 | 7 | 8 | 9 | 10 | 11 | 12 |
|---|---|---|---|---|---|---|---|---|---|---|---|---|
| SM | 128 | 64 | 32 | 16 | 8 | 4 | 2 | 1 | 0.5 | 0.25 | 0.125 | 0.06 |
| EB | 128 | 64 | 32 | 16 | 8 | 4 | 2 | 1 | 0.5 | 0.25 | 0.125 | 0.06 |
| KM | 128 | 64 | 32 | 16 | 8 | 4 | 2 | 1 | 0.5 | 0.25 | 0.125 | 0.06 |
| INH | | | 32 | 16 | 8 | 4 | 2 | 1 | 0.5 | 0.25 | 0.125 | 0.06 | 0.03 | cont. |
| RFP | | | 32 | 16 | 8 | 4 | 2 | 1 | 0.5 | 0.25 | 0.125 | 0.06 | 0.03 | cont. |
| LVFX | | | 32 | 16 | 8 | 4 | 2 | 1 | 0.5 | 0.25 | 0.125 | 0.06 | 0.03 | cont. |
| SPFX | | | 32 | 16 | 8 | 4 | 2 | 1 | 0.5 | 0.25 | 0.125 | 0.06 | 0.03 | cont. |
| CPFX | | | 32 | 16 | 8 | 4 | 2 | 1 | 0.5 | 0.25 | 0.125 | 0.06 | 0.03 | cont. |

図 7　薬剤配置図　　$\mu g/ml$

培養陽性でプレート内のウエルに発育する。
この場合の MIC 値
SM　　　$1\,\mu g/ml$
EB　　　2
KM　　　2
INH　　　0.5
RFP≦　0.03
LVFX　0.5
SPFX　0.25
CPFX　0.5

結核菌感受性検査
ブロスミック MTB-I
極東製薬 KK のパンフレットより

ATCC 27294株

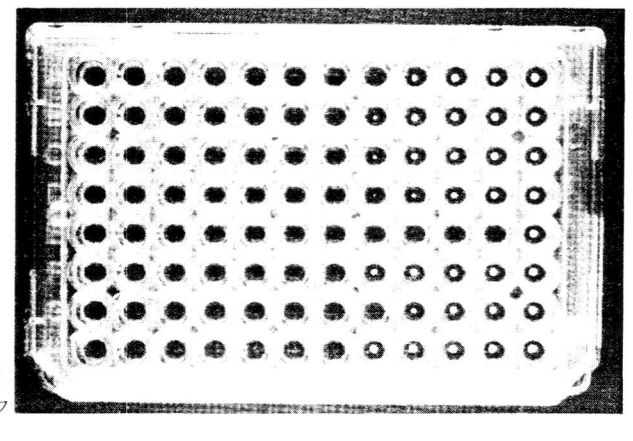

図 8　ブロスミック MT 13-I における培地状態

## 4．新しい結核の検査法

1）マイコドツト．テスト[4]

抗酸菌の細胞壁の成分であるリポアラビノマンナン LAM を抗原として，それに対する抗 LA 抗体が血清に存在してしているので，その抗原抗体複合物を試験紙法で検出する。20 分で診断可能。

　　活動型結核 79%　活動型 AM 症 63%　陳旧性抗酸菌症 40%　他の呼吸器疾患 13%　健常者 4 %　まだ充分な結果は得られないが今後考慮される。

2）コードファクター[10]

コードファクターは抗酸菌・放線菌の細胞壁に存在する疎水性の糖脂質である。抗コードフクター抗体値が菌陽性活動型排結核にて有意に上昇する。
ELISA 法で検出する。脊髄液，胸水の，この値測定で結核性髄膜炎，結核性胸膜炎の早期診断に利用。

3）Quanti FERON-TB

結核菌が呼吸細気管支に侵入すると，ヘルパー T 細胞の Th 1 により感作リンパ球→サイトカイン→ $\gamma$-IFN 放出，つまり $\gamma$-IFN 放出を測定することにより結核感染の有無を知る。つまりツベルクリン反応と同じ意味を持つ。

4）$\alpha$-抗原による抗酸菌の同定[11]

$\alpha$-抗原は遅発育抗酸菌に広く分布する蛋白。分子量 30 kD
抗 $\alpha$-抗体は抗酸菌 3 菌群および 7 菌種を同定できる。臨床分離菌のゲル内沈降反応にて抗酸菌を同定する。

5）RFLP[8]

restriction fragment length polymorphism
制限酵素，断片多型，解析，DAN を制限酵素で切断。IS 986 の分布を測定する。
① 結核菌の指紋といわれる。集団感染の原因菌特定。
② 再発の人が自分の菌で再発か，他人の新しい菌で再発したのかの鑑別。

## G．画像診断

### 1．肺結核の画像診断

まずは胸部単純写真が画像診断の第一歩である。肺結核は実に多彩な陰影を呈する。

空洞，腫瘤陰影｛単発，多発｝，浸潤影｛限局性，区域性｝，肺門腫脹，無気肺，胸水，胸膜癒着，石灰化，びまん性陰影｛結節性，網目状，粟粒状｝，線状，帯状，索状陰影，嚢胞，ブラ気胸，透過性亢進｛気腫状影｝

しかしこの中で肺結核に特徴的なのは空洞である。そして空洞と伴に空洞周囲の散布病巣である。空洞は肺癌，肺化膿症，真菌症などでもきたすが，空洞周囲散布病巣は肺結核に特徴である。空洞の他にも上記の多彩な陰影を伴うことが多いのが特徴である。

肺結核は，成人の二次結核ではＳ１，Ｓ２，Ｓ６に多い。つまり肺の後部，上葉の後上部，下葉の後上部に多い。Ｓ６の影は肺門陰影で見過ごされることもあるので側面写真を撮るとよい。これは肺癌でもＳ６域の肺癌は意外と見過ごされやすい。肺結核の好発部位は診断には大切である。もし中葉のみに陰影あればその陰影は肺結核を否定してもよいほどである。それほど肺結核の好発部位は大切である。

次は胸部ＣＴスキャンが肺結核の診断に有用である。ＣＴスキャンで病巣に立体的に把握できる。ＣＴでの陰影も基本的には上記の陰影を呈する。つまり成人型二次結核では空洞および空洞周囲の散布巣，その他上記の多彩な陰影を呈することが特徴である。

### 2．胸部単純断層写真

現在では胸部ＣＴに取って代られた感がする。しかし空洞の状態，散布巣の状態の把握には捨てがたい味がある。つまり空洞の厚いか，薄いか，新鮮空洞か陳旧性か，また散布巣が新鮮か陳旧性か，散布巣の分布状態もよくわか

る。つまり肺結核病巣が新鮮か，陳旧性か，発症してどの程度治癒しているのかの判定に役立つ。CTとは一味違う肺結核の情報を与えてくれるのが単純断層写真である。

## 3．肺結核の画像診断

①空洞　　　　その周囲の散布巣が特徴である。
　　　　　　　空洞の厚さ，周囲の散布巣の状態で結核が新鮮か，陳旧性か判断できる。

②多彩な所見
　※浸潤影　　肺炎様の広範な浸潤影，大葉性肺炎様の場合は昔は乾酪性肺炎，限局性の場合は単に肺浸潤と呼ばれた。どちらも肺結核による広範な乾酪病巣のためである。しかしよく観察すると浸潤影の中にも小さい空洞を伴うことも多い。また浸潤影の周囲にも散布巣を伴うことも多い。

　※腫瘍陰影　石灰化下腫瘍陰影は良性と判断容易である。しかしまだ安定しない乾酪巣は腫瘍陰影を呈すると，しばしば肺癌と鑑別困難となり，以前は手術された。しかし結核の場合はノッチのないこと，よく観察すると腫瘍状の乾酪巣の陰影周囲に散布巣がある。しかし気管支鏡生検や経皮的肺生検が必要なことも多い。

　※散布性陰影　これは気管支行性に結核菌が肺内に散布されると起こる。多発性転移性肺癌としばしば誤診される。結核菌が血行性に散布されると粟粒結核となる。びまん性散布陰影となると粟粒状結核癌のリンパ行性転移｛特に胃癌，乳癌などの肺へのリンパ行性転移｝，間質性肺炎，びまん性汎細気管支炎，じん肺，真菌，カリニ肺炎，肺水腫の器質化，肺胞上皮癌，肺胞蛋白症，サルコイドーシス，膠原病の肺病変，小細胞性未分化癌などと鑑別を要する。

　※肺門腫脹　肺門リンパ腫脹
　　　　　　　通常肺結核の場合は一側性，サルコイドーシスは両側性。肺

癌は一側性なので鑑別を要する。結核の場合の肺門腫脹は一次結核の場合の初感染原発巣に対応する肺門のリンパの腫脹の形でくる。

☆結核症は，結核菌による慢性特異性肉芽性炎症である。そしてそれによる乾酪性変化を組織にきたす。つまり肺結核のX線陰影は肺の乾酪性変化による陰影に他ならない。

☆乾酪巣が数個の区域性｛大葉性｝なら大葉性肺炎様陰影となる。

　　区域・亜区域性なら小葉性肺炎，区域性肺炎陰影となる。

　　限局性の小さい部位なら，単なる小さい浸潤影となる。

　　乾酪巣が散布性に生ずれば，散布性陰影となる。

☆乾酪巣に治癒機構が働き，融解自浄作用が始まれば空洞化を呈する。治癒が進むと空洞は厚壁から薄壁空洞になり，乾酪巣は自浄される。完全に薄壁化されるとブラ様陰影，のう胞様陰影になることもある。

☆一部では乾酪巣は空洞化しないで，いわゆるミイラ化，石灰化，繊維化，被包化される。この状態では結核腫，コイン陰影などとなり，肺癌や肺良性腫瘍との鑑別が必要となる。

☆散布性結核も転移性肺癌と鑑別が必要となることもある。

☆乾酪巣の融解物質が気管支に流れ器質化すれば，その気管支の末梢部位の無気肺となる。つまり肺癌の無気肺と鑑別を要することもある。

☆血行性の粟粒結核では左右対象。肺全域｛上葉より下葉に多い｝に陰影を呈し，びまん性陰影を呈する種々の疾患と鑑別を要する。

☆新鮮な肺結核でも限局性の網目状，線状，限局性粟粒状の陰影を呈することもある。しかしこれらは通常は，陳旧性肺結核に多くみられる所見である。

☆気管支結核は気管支に病変が主体なので肺野には陰影乏しい。気管支鏡による診断が有効である。

　肺結核の確定診断は肺結核は結核菌による感染症であるから当然，結核菌の検出である。または病理学的に乾酪組織の証明である。

　しかし画像診断は確定診断ではないが，肺結核の診断に有効である。胸部単純X線およびCTスキャンで肺結核の診断は，ほぼ可能であると考えられる。

これらの画像で結核が新鮮病巣か，陳旧性か否か，新鮮病巣にしても発症してどのくらい経っているのか推定できる。治癒の判定は菌の有無であるが，画像の改善度も重要である。たとえ菌陰性でも明らかに不安定病巣は薬を続けたほうがよい。つまり菌の有無とともに，画像での改善度も大切であり，治癒判定の大切な要素であると考えられる。

また肺結核の診断には好発部位も大切である。つまり中葉のみの陰影であれば肺結核は否定してもよいほどである。なぜなら肺結核はＳ１，Ｓ２，Ｓ６がほとんどである。

さらに時間的経過も大切である。慢性特異性炎症である結核は１週間ほどでは陰影は改善しないが，肺炎では急性炎症であるから１週間でも改善が認められる。

結核の好発部位はＳ１，Ｓ２，Ｓ６である。しかし最近は下葉のＳ６以外の部位にも結核の発症例が１割ほどみられる。高齢者，糖尿病，免疫不全の人に認められている。

## ４．肺結核診断における気管支鏡検査の意義

1) 肺結核以外の疾患との鑑別，一番多いのが肺癌との鑑別。
   生検で病理組織の検査をして結核性肉芽，乾酪巣の証明。
   結核以外の疾患の除外。
2) 結核菌の証明，病巣の洗浄液，組織から結核菌検出。喀痰よりは局所から検出するので陽性率は高い。しかし通常の喀痰３日連続培養で中症，重症の肺結核では菌の検出率は高い。つまりわざわざ気管支鏡などで患者に苦痛のある検査をしなくとも従来の３日連続喀痰の結核菌検査で陽性にでる。

   また画像診断で明らかに活動性，新鮮な病巣であれば，気管支鏡はあえて施行する必要はない。

   また気管支鏡からのPCRによる方法では前回検査での菌の汚染により疑陽性になりやすい。つまり気管支鏡の洗浄液の結核菌のPCR陽性の意味は慎重な判断を要する。つまりＸ線所見なども考慮して結核か否かを判断する。

3）気管支結核は菌陽性でもX線所見の少ないことが多い。その際は気管支鏡で気管支の変化｛発赤，潰瘍，ビランなどの肉眼所見，またその気管支結核の病巣を生検し，結核性肉芽・乾酪巣｝を証明する。
4）肺結核の診断として治療中，抗結核剤が効かず，画像的にも改善しない場合，診断を確定するために気管支鏡を施行することもある。

### 表16　結核病学会病型分類

**a．病巣の性状**
　Ⅰ型（広汎空洞型）：空洞面積の合計が拡り1（後期）をこし，肺病変の拡りの合計が一側肺に達するもの。
　Ⅱ型（非広汎空洞型）：空洞を伴う病変があって，上記Ⅰ型に該当しないもの。
　Ⅲ型（不安定非空洞型）：空洞は認められないが，不安定な肺病変があるもの。
　Ⅳ型（安定非空洞型）：安定していると考えられる肺病変のみがあるもの。
　Ⅴ型（治癒型）：治癒所見のみのもの。
　　以上のほかに次の3種の病変があるときは特殊型として，次の符号を用いて記載する。
　H（肺門リンパ節腫脹）
　P$l$（滲出性胸膜炎）
　Op（手術のあと）

**b．病巣の拡り**
　1：第2肋骨前端上縁を通る水平線以上の肺野面積をこえない範囲。
　2：1と3の中間。
　3：一側肺野面積をこえるもの。

**c．病　　側**
　$r$：右側のみに病変のあるもの。
　$l$：左側のみに病変のあるもの。
　$b$：両側に病変のあるもの。

**d．判定に際しての約束**
　ⅰ）判定に際し，いずれに入れるか迷う場合には，次の原則によって割り切る。
　　　ⅠかⅡはⅡ，ⅡかⅢはⅢ，ⅢかⅣはⅢ，ⅣかⅤはⅣ
　ⅱ）病側，拡りの判定は，Ⅰ～Ⅳ型に分類しうる病変について行ない，治癒所見は除外して判定する。
　ⅲ）特殊型については，拡りはなしとする。

**e．記載の仕方**
　ⅰ）（病側）（病型）（拡り）の順に記載する。
　ⅱ）特殊型は（病側）（病型）を付記する。特殊型のみのときは，その（病側）（病型）のみを記載すればよい。
　ⅲ）Ⅴ型のみのときは病側，拡りは記載しないでよい。

G．画像診断　39

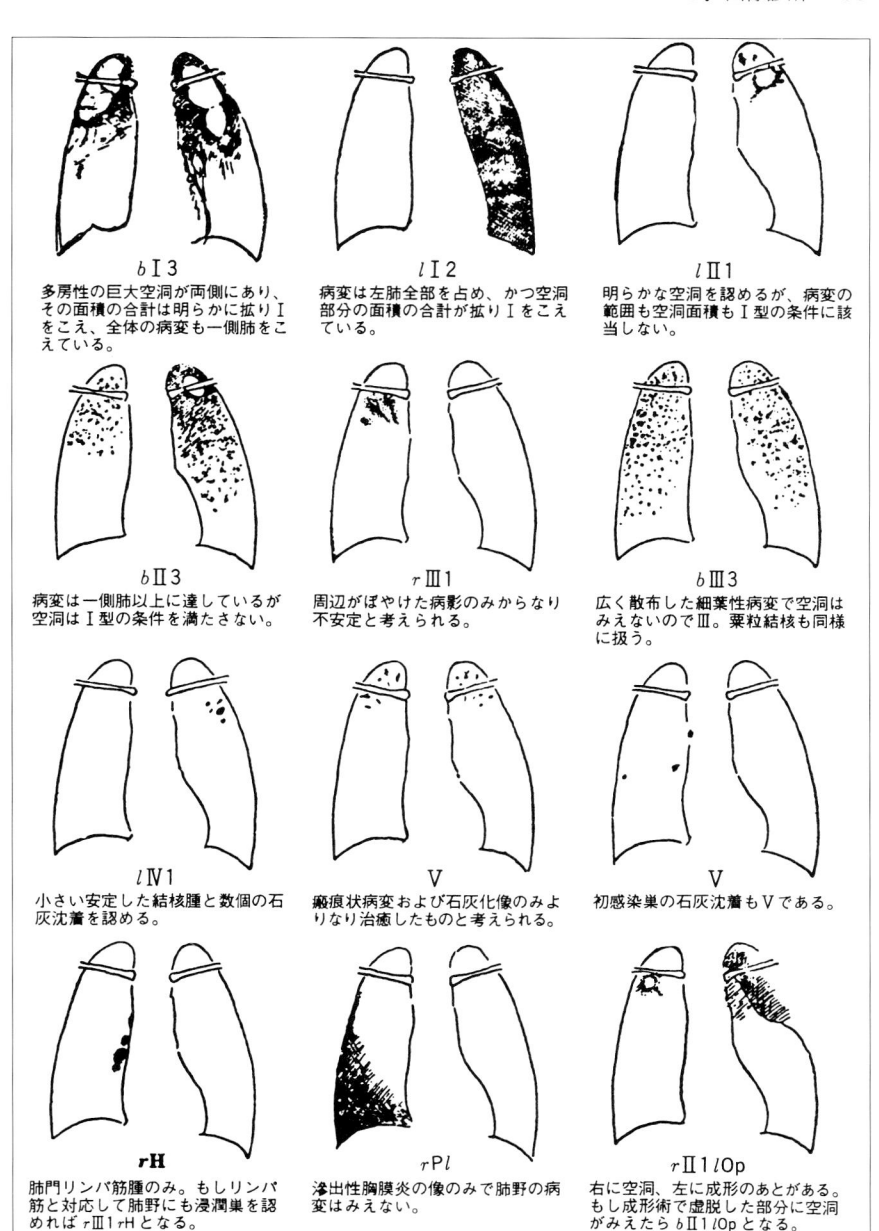

**bI3**
多房性の巨大空洞が両側にあり、その面積の合計は明らかに拡りIをこえ、全体の病変も一側肺をこえている。

**lI2**
病変は左肺全部を占め、かつ空洞部分の面積の合計が拡りIをこえている。

**lII1**
明らかな空洞を認めるが、病変の範囲も空洞面積もI型の条件に該当しない。

**bII3**
病変は一側肺以上に達しているが空洞はI型の条件を満たさない。

**rIII1**
周辺がぼやけた病影のみからなり不安定と考えられる。

**bIII3**
広く散布した細葉性病変で空洞はみえないのでIII。粟粒結核も同様に扱う。

**lIV1**
小さい安定した結核腫と数個の石灰沈着を認める。

**V**
瘢痕状病変および石灰化像のみよりなり治癒したものと考えられる。

**V**
初感染巣の石灰沈着もVである。

**rH**
肺門リンパ節腫のみ。もしリンパ節と対応して肺野にも浸潤巣を認めれば rIII1rH となる。

**rPl**
滲出性胸膜炎の像のみで肺野の病変はみえない。

**rII1lOp**
右に空洞、左に成形のあとがある。もし成形術で虚脱した部分に空洞がみえたら bII1lOp となる。

図9　学会分類の例示[12]

つまり気管支鏡は画像診断で明らかな結核，喀痰塗抹で陽性には不要である。喀痰塗抹陰性で確定診断するためには気管支鏡を施行する。また結核か否かの鑑別困難の場合は積極的に気管支鏡を施行する。

　最近はどの施設も肺結核の診断に積極的に気管支鏡を施行している。塗抹陽性例，画像的に散布巣を伴った典型的な結核性空洞ではあえて気管支鏡は必要ない。しかし塗抹陰性例，肺結核の典型的でない画像例では積極的に気管支鏡を施行し気管支洗浄液の結核菌の検索，経気管支鏡肺性検による結核性肉芽・乾酪巣の検出を行なって早期に肺結核の診断を行なっている。

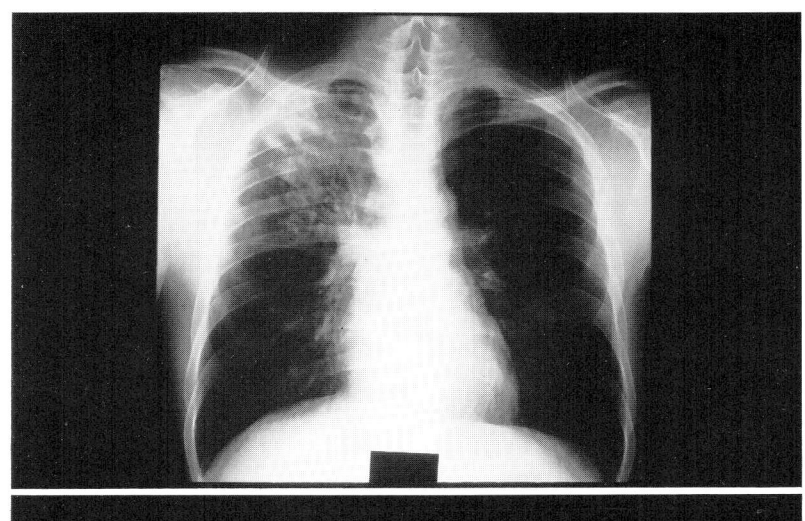

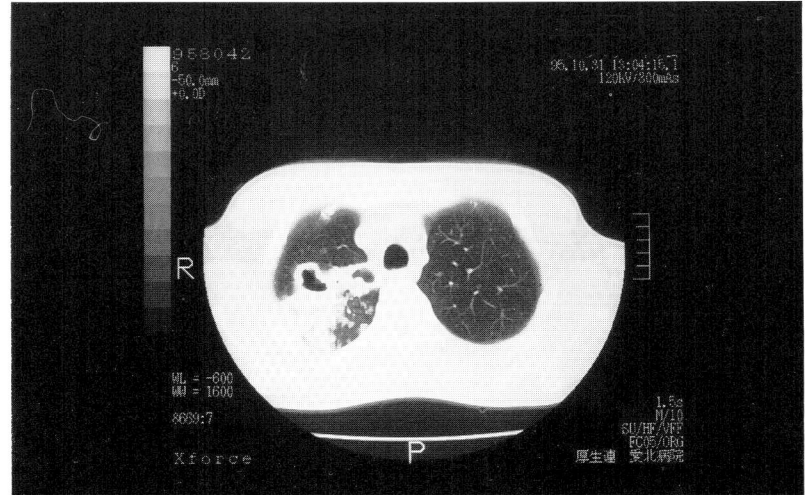

**症例 1　肺結核　男，36 歳。**
　右上葉乾酪肺炎様陰影。CT で空洞壁が厚いことがわかる。空洞周囲に散布巣あり。典型的な肺結核の所見。

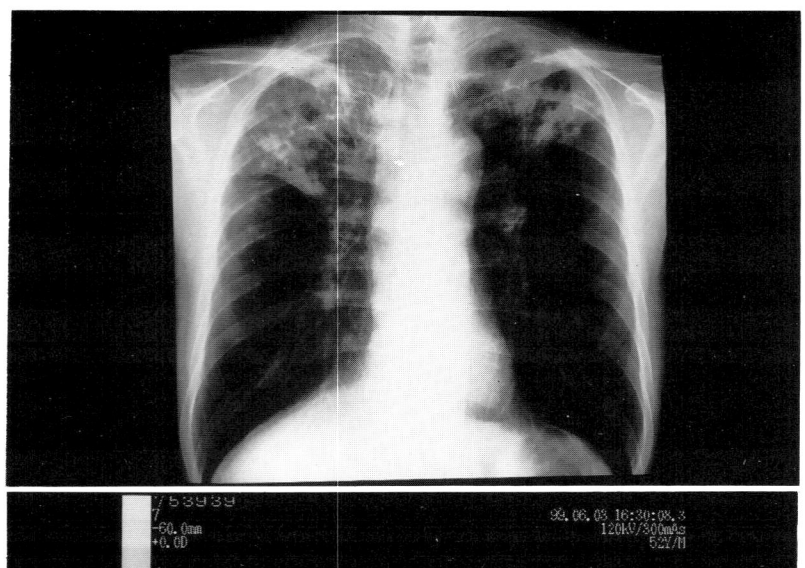

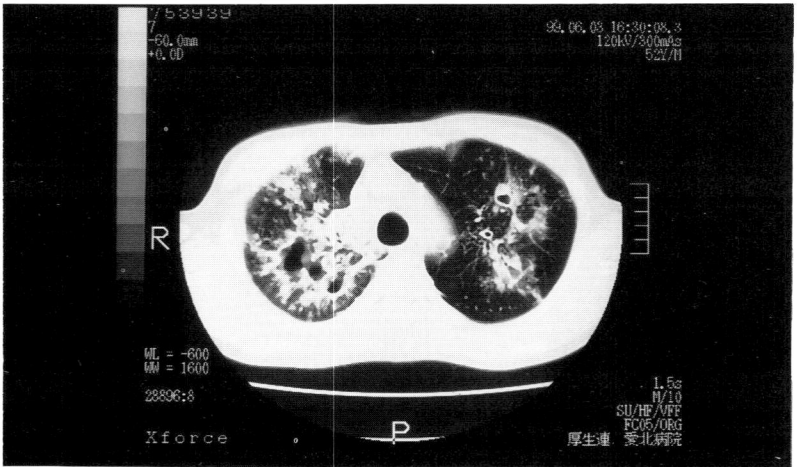

**症例 2　肺結核　男，52 歳。**
　両肺広汎病巣。INH，RFP，SM 全てに感受性あり，排菌は治療開始後 1 ヵ月で陰性化した。重症結核ではあったが経過はきわめて良好であった。
　感受性菌による結核はたとえ重症結核でも菌陰性化は早く経過良好のことが多い。

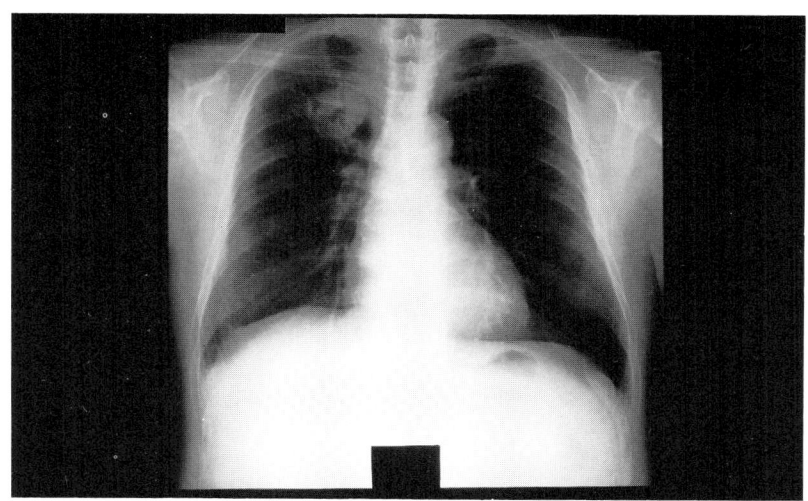

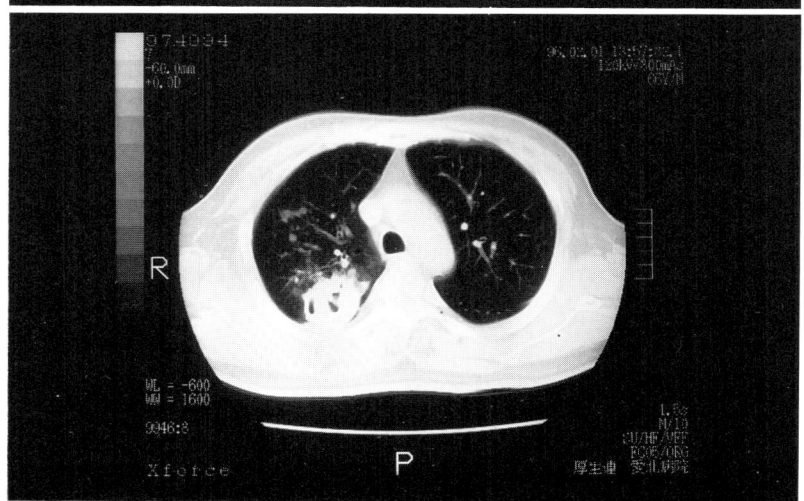

**症例3 肺結核 男，66歳。**
　腫瘍様の陰影。中心は空洞化傾向。結核にしては周囲の散布巣が少ない。
肺癌のような周囲のノッチ様陰影なし。化学療法で陰影が著明に改善した。

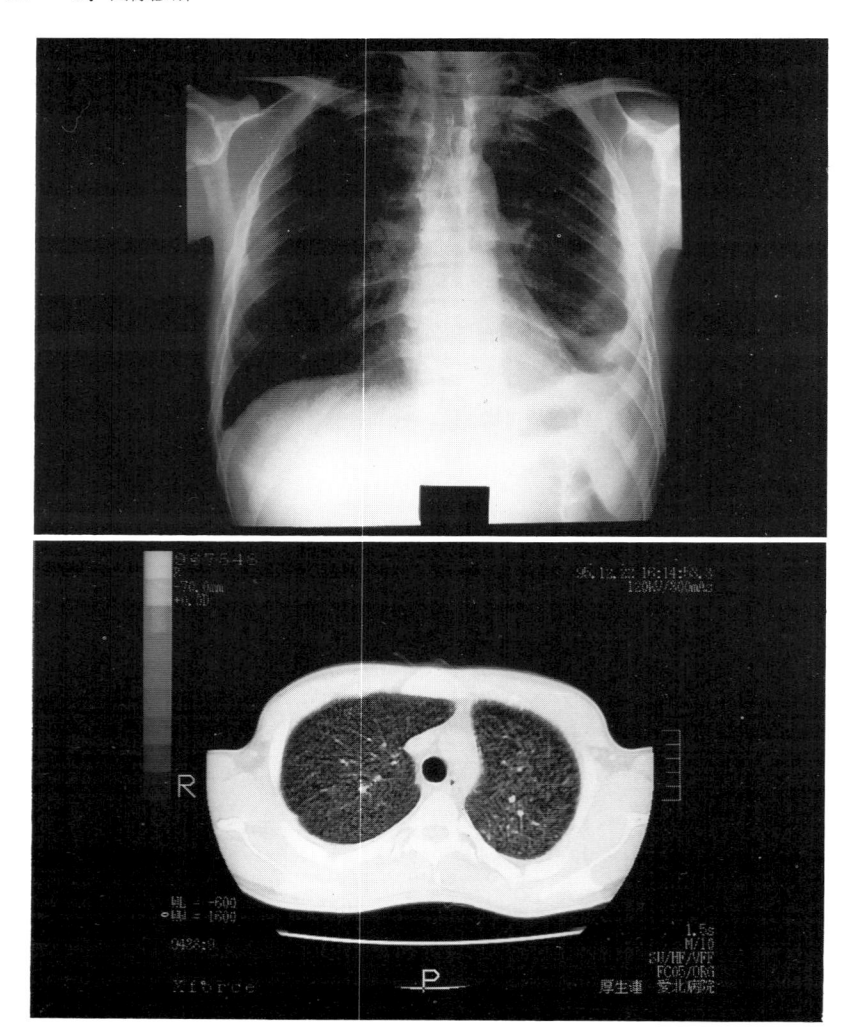

**症例4　粟粒結核　男，31歳。**
　両肺全野に細かい粟粒陰影。小空洞。左胸膜炎も合併。この例では結核性髄膜炎も合併していた。喀痰の結核菌は陽性。胸水・脊髄液の結核菌は陰性。PCR法も陰性であった。経過は良好であり粟粒陰影も軽快したが，完全には消失しなかった。

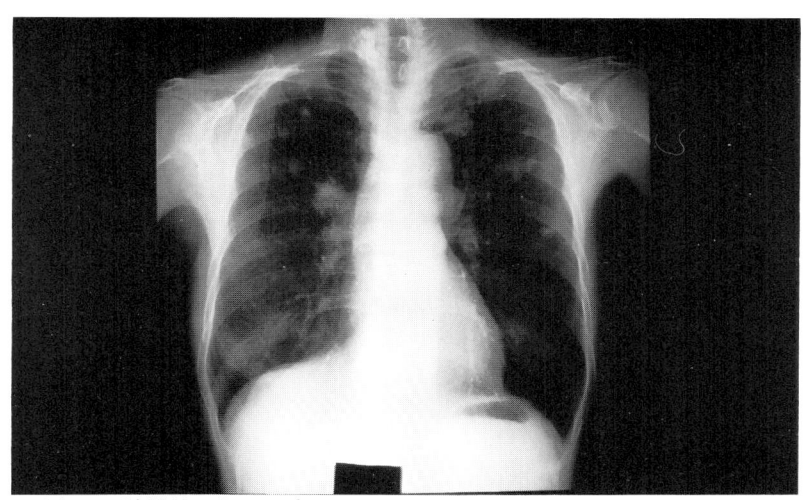

**症例5　肺結核　女，61歳。**
　散布型結核。転移性肺癌を思わせる多発性陰影。化学療法で縮小した。

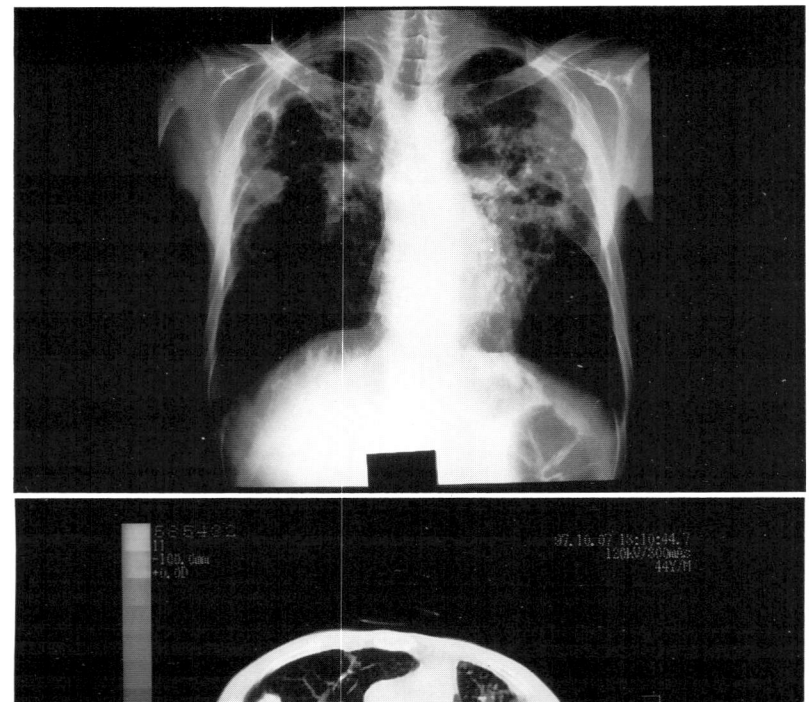

**症例 6　肺結核**　男, 44 歳。
　両肺広汎な空洞。SM, INH, RFP 全てに完全耐性。多剤耐性菌である。排菌持続。呼吸不全で死亡, いわゆる結核死である。

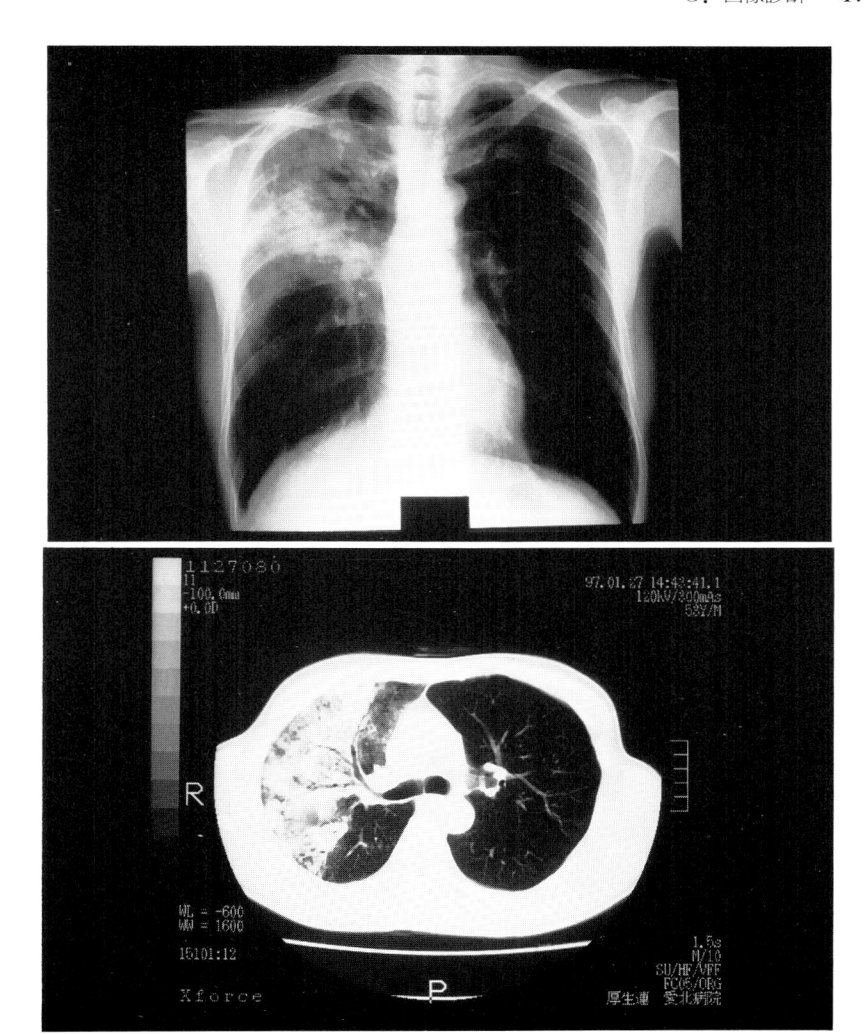

症例7　肺結核　男，53歳。
　乾酪性肺炎である。大葉性肺炎様陰影である。幸い感受性菌で著明に改善した。

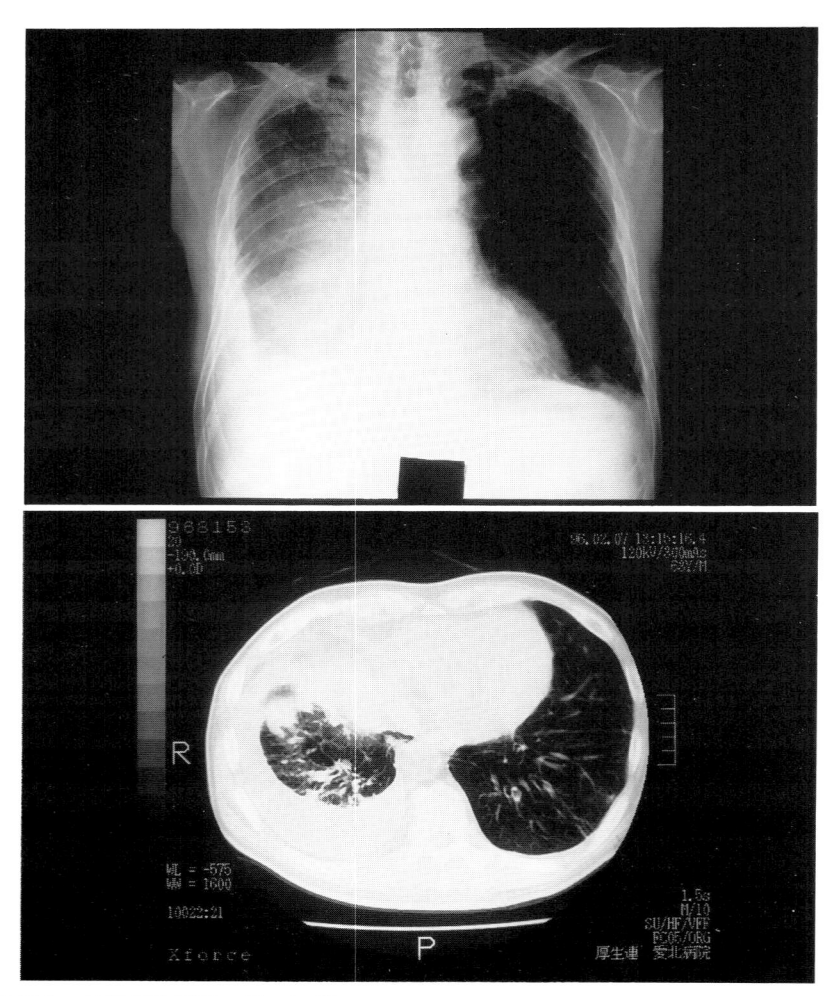

**症例 8　結核性胸膜炎　男，67 歳。**

　胸膜炎は難治性であった。糖尿病，C 型肝炎を合併。胸水は初めは濃い黄色であったが，灰白色の膿胸水化した。胸水の酵素は ADA は 87 → 121 と経時に上昇した。胸水結核菌は初めの黄色調の時は陰性。PCR も陰性であったが，膿胸水化すると胸水結核菌は陽性。胸水の PCR も陽性となった。幸い膿胸水は化学療法のみで吸収された。

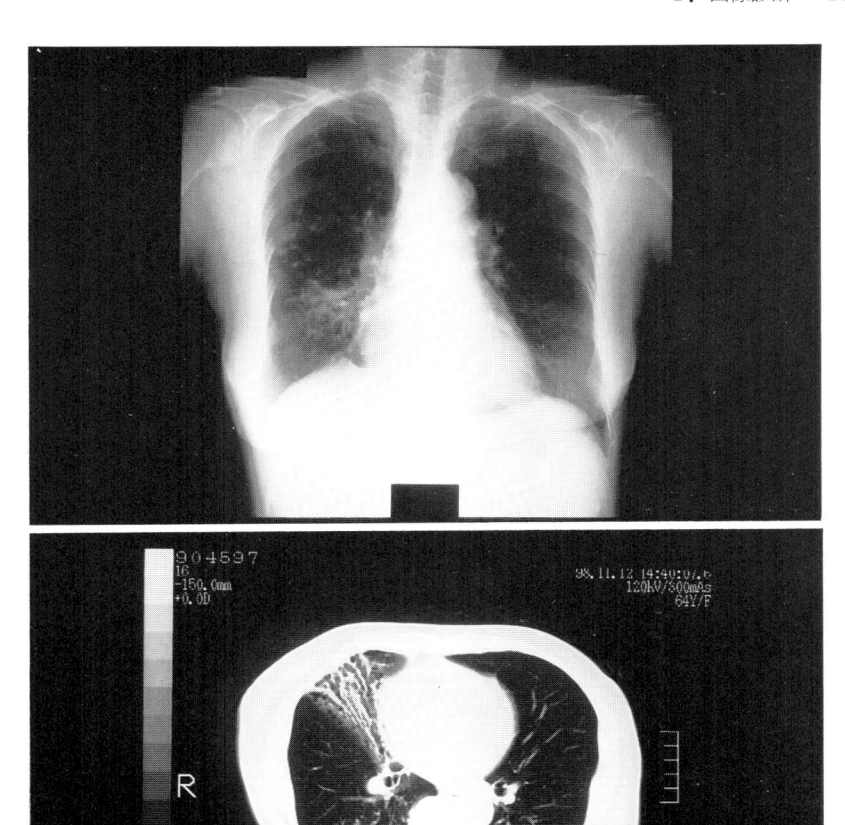

症例 9　非定型抗酸菌症　M. avium　女, 64歳。
　中葉型一次型の AM 症である。咳痰は認められるが病巣の進展はない。陰影は線状陰影のみである。

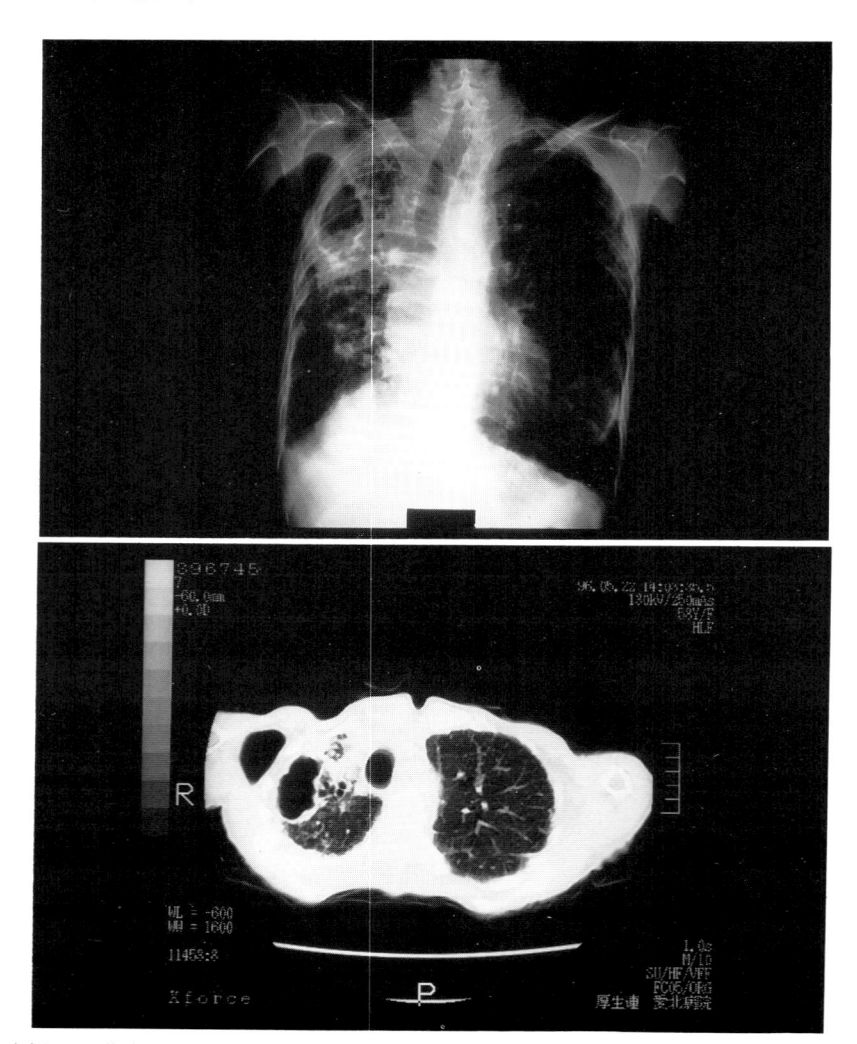

**症例10　非定型抗酸菌症　M. avium　女，58歳。**
　広汎な空洞。線状陰影。結節陰影など多彩な陰影。抗結核剤には多剤耐性。SM，INH，RFP に完全耐性。病状は進行性。呼吸不全にて死亡。

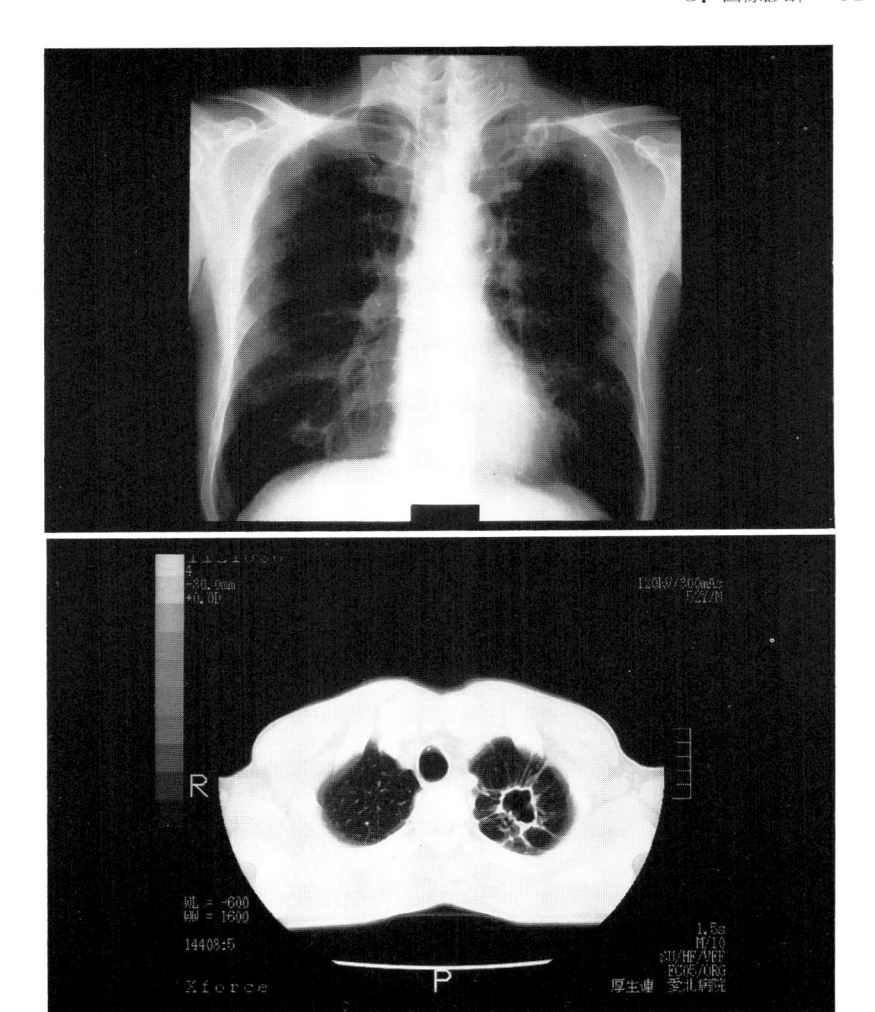

**症例11　非定型抗酸菌症　M. kansaii　男，52歳。**
　左上葉に薄壁の空洞を認める。結核に比べ非定型抗酸菌の空洞は壁が薄い。また周囲の散布巣も少ないのが特徴である。通常 M. kansaii は菌の感受性は良好。この例も SM，INH，RFP 全てに感受性であった。

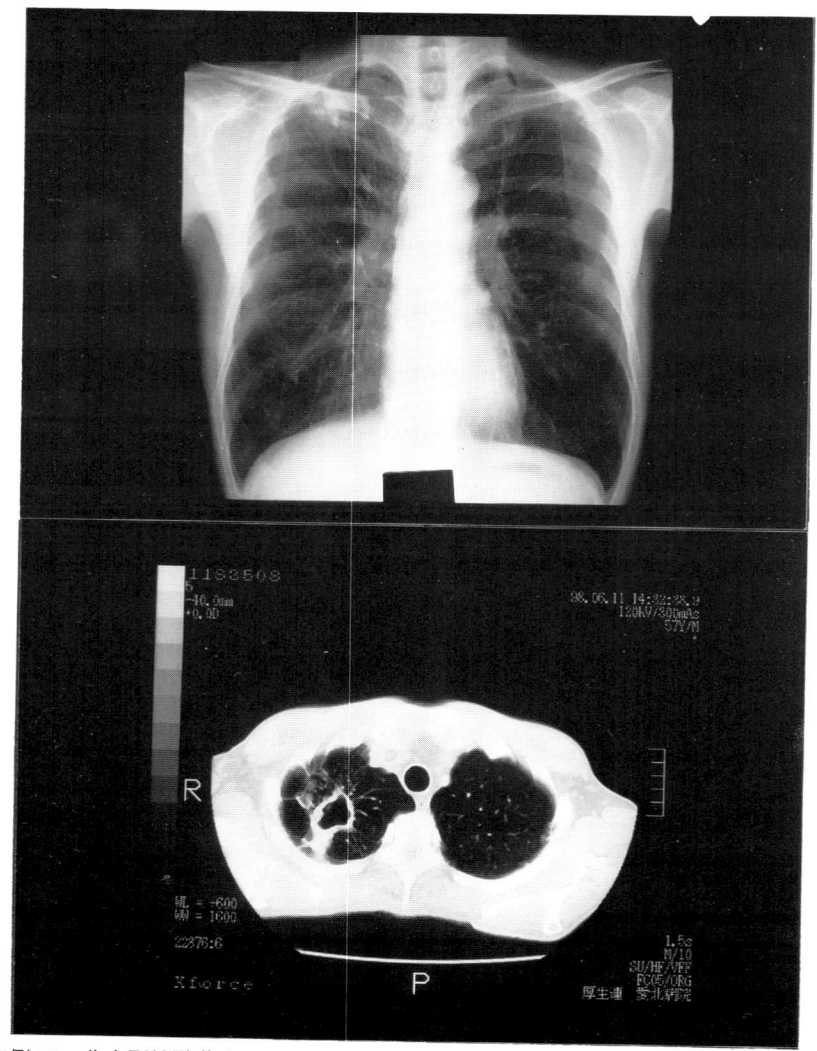

**症例12　非定型抗酸菌症　M. avium　男，57歳。**
　一次性の新鮮病巣である。右上葉に空洞あり，空洞壁は比較的薄い。結核症に比べ空洞周囲の散布巣は軽度。INH，SM に完全耐性，RFP に不完全耐性あった。
　排菌は3ヵ月で止まった。空洞壁は治療してもあまり変化なかった。

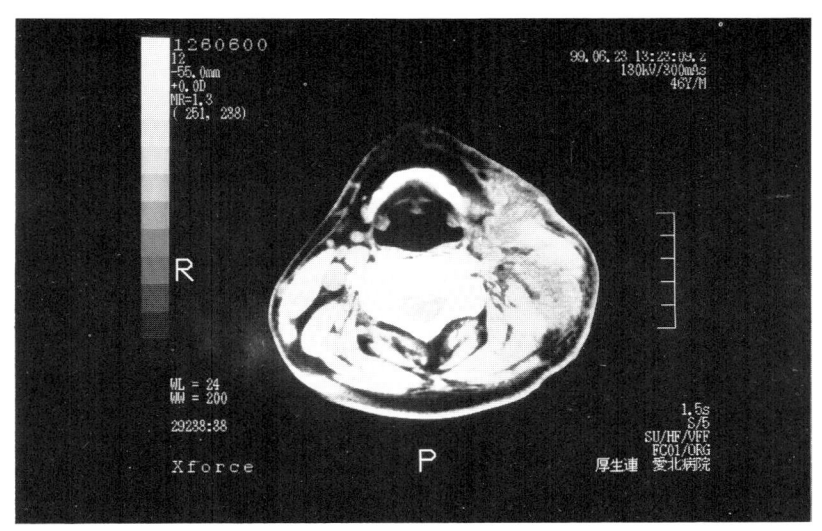

症例13　頸部リンパ腺結核〔左〕　男，48歳。
　リンパ腺の結核性膿瘍から結核菌塗抹陽性。PCRも陽性，リンパ腺の組織標本で結核肉芽陽性。組織内の結核菌も陽性であった。胸部は正常であった。
　難治性で長期間ドレナージ治療を要した。

以上　症例1〜13全例著者症例

## H．抗結核剤の使い方とその特性

### 表17　抗結核剤

| 抗結核剤薬品名 | 略号 | 標準使用法　商品名 | 主な副作用 | 適用 |
|---|---|---|---|---|
| イソニコチン酸ヒドラジド | INH | 1日 400 mg　分2<br>0.2～0.4 mg/kg　経口投与<br>商品名　イスコチン{第一製薬}1錠100 mg<br>　　　　スミフォン{住友} | 末梢神経炎<br>肝臓障害 | 注射もあり |
| リファンピシン | RFP | 1日　分1　朝空腹時<br>450 mg/日　経口<br>商品名　リファジン{第一製薬}<br>　　　　リマクタン{ノバルティス} | 肝臓障害<br>血小板減少<br>出血傾向 | |
| 硫酸ストレプトマイシン | SM | 1日　1 g 筋肉注射<br>場合にて 0.75～0.5 g/日<br>に減量して筋肉注射<br>週2回　1回 1～0.5 g<br>商品名　硫酸ストレプトマイシン<br>　　　　{万有　明治} | 聴力障害<br>平衡感覚障害<br>腎臓機能障害 | |
| エタンブトール | EB | 1日　経口　1.0～0.75 g　分2<br>商品名　エサンブトール<br>　　　　{レダリー武田}<br>　　　　エブトホール{科研} | 視力障害 | |
| カナマイシン | KM | 1日 1.0～0.5 g<br>筋肉注射　週2回<br>商品名　カナマイシン{万有，明治} | SMと同じ副作用 | |
| カプレオマイシン | CPM | 1日 1～0.5 g 筋肉注射<br>週2回<br>商品名　カパスタット{塩野義} | SMと同じ副作用 | |
| エンビオマイシン<br>{硫酸ツベラクチノマイシン} | EVM | 1日 1～0.5 g 筋肉注射<br>週2回<br>商品名　ツベラクチン{旭化成} | SMと同じ副作用 | |
| エチオナミド<br>プロチオナミド | TH | 1日 300 mg　分3<br>商品名　ヅベルミン{明治製菓}<br>1錠 100 mg | 肝障害 | |
| ピラジナミド | PZA | 1日 1500～1200 mg　分3<br>商品名　ピラマイド{三共} | 肝臓機能障害<br>関節炎　高尿酸血症<br>通風誘発 | |
| サイクロセリン | CS | 1日 500 mg　分2<br>商品名　サイクロセリン{住友，明治} | 精神障害 | |
| パラアミノサリチル酸塩 | PAS | 1日 10 g　分3<br>商品名　ニッパスカルシウム{田辺}<br>　　　　パスカルシウム{住友} | 胃腸障害<br>アレルギー | |
| イソニアジドグルクロン酸ナトリウム | | 1日 1 g　経口　分2～分3<br>商品名　ヒドロンサン{中外}<br>　　　　{末}0.8～1.0 g | 副作用<br>INHと同じ | |
| イソニアジドメタンスルホン酸ナトリウム | IHMS | 1日 1 g　分2～分3<br>商品名　ネオイスコチン　1錠100 mg{第一製薬}<br>　　　　{末，錠}0.4～1.0 g | 副作用<br>INHと同じ | |

## 1．抗結核剤のランク

Aランク　つまり一流の抗結核剤

　　　　INH　　これは抗結核剤の要，抗結核剤の王様である。この薬は単独でも耐性は比較的付きにくい。つまり予防投与にも使用する。また効果は強力にもかかわらず，抗結核剤の中では一番副作用は少ない。ゆえに軽度の副作用ではINH使用を安易に止めてはならない。減感作してでもなるべく使用する。ただし重度の副作用が出れば使用中止する。

　　　　RFP　　これはINHと同程度強力。つまりINH，RFPが感受性あればほとんどの結核は治療可である

　　　　SM　　強力である。中等症以上，新鮮な乾酪病巣には強力な武器となる。重症の結核，また粟粒結核など，生命にかかわる重症の結核には威力を発揮する。通常は1回1～0.5gを1週2回6ヵ月間で十分。つまり1クール50本ほど筋肉注射する。生命にかかわる粟粒結核などでは絶対に必要である。

　　　　PZA　　従来日本ではB～Cランクの薬で肝臓障害の副作用も多く評価の低い抗結核剤であったが米国では試験内ではRFPの数倍強力な抗結核力があり再評価され，WHOから推奨され，日本では初回治療に組み入れられた。しかし肝臓障害，高尿酸血症，関節痛の副作用は多い。

Bランク　つまり一流半の抗結核剤

　　　　EB　　以前ほどは使用されない。視力障害の副作用はある。しかしそれ以外の副作用は少ない。また妊婦にもINHと併用すると良い結果も多い。視野狭窄，視力障害を使用前，使用中は毎月1回チェックする。患者に本の活字を片目づつ交互に視て，視力障害の早期発見の一助とする。

　　　　KM　　マイシン系ではSMの次に強力である。SMよりやや効果は弱く逆に副作用はやや強い。しかし副作用でSMが

使用できない場合は頼りになる抗結核剤である。

## B～Cランク　つまり二流の抗結核剤

CPM　マイシン系でSM，KMより効果は弱い。また逆に副作用は強い。つまりSM，KMが副作用あり，もしくは感受性のない場合にやむをえない場合にのみ使用。

TH　耐性検査では意外と感受性のことが多い。肝障害は意外と著者の経験では少ない。耐性検では感受性のこと多いが臨床的には効かないことが多いと言われている。

## Cランク　つまり二流半の抗結核剤

CS　精神障害きたす。しかしこれも著者の経験では意外と少ない。耐性検査では感受性のことが多いが，生体では効かないといわれている。しかし他の抗結核剤がほとんど耐性の時には用いることもある。

EVM　上記のマイシンより抗結核作用弱い。逆に副作用強い。

PAS　以前はよく使用された。しかし現在はほとんど使用しない。毎日10ｇの多量の内服のための胃腸障害，パスアレルギーのためほとんど使用されない。

## 2．抗結核剤の使い方のこつ

### 1）イソニコチン酸ヒドラジド INH

　この薬は抗結核剤の要である。末梢神経炎，肝障害，発疹の副作用がある。しかし実際はこれらの副作用は少ない。米国人では肝障害が多い。単独使用でも比較的耐性は付きにくい。予防投薬としても使用される。

　１日400 mgを朝夕二分して服用。錠剤，粉末もある。内服不能の人には注射もある。ともかくこの薬は抗結核剤の扇の要となる薬である。

### 2）リファンピシン RFP

　この薬はINHの次に強力である。尿，糞の赤色変色があるが，心配ない

と患者に説明する。肝障害，発疹は比較的多い。造血臓器への障害，血小板減少あり。ほとんどの結核はINHとRFPの併用で治療可能である。ただRPFは単独では急速に耐性が付きやすいのでRPFの単独使用はさける。

1日450 mgを朝一度に内服。肝障害，高齢の人は1日300 mgに減量してもいい。しかし1日150 mgでは効果期待できない。RPFは実際には肝臓害のある人，たとえばC型肝炎の前肝硬変，肝硬変代償期でも使用可能である。その際1日300 mgに減量して使用する。いずれにしてもRPFは抗結核剤としてはINHと伴に強力な薬であり，抗結核剤として信頼度も高い。

3）ストレプトマイシンSM

中等症度以上の結核に使用。軽症の結核には使用しない。聴力障害，平衡障害のため，耳鳴り，口角のしびれ，めまい，ふらふら感を訴える。使用前に聴力検査する。また使用中は毎月一度は聴力検査すること。発疹も多い。副作用の症状が出ればSMの使用やめる。症状出て中止すれば重篤な副作用はない。著者の経験では300例以上のSM使用経験中SMによる重篤な副作用は1例もない。使用は1 gの筋注。一般的にSMは15 mg/kg投与（体重60 kgの人は0.9 g筋注，実際は1 g筋注）。高齢，副作用のある人は0.75〜0.5 gに減量して筋注する。1回1 gを週2回，2〜6ヵ月続ける。粟粒結核，結核性髄膜炎では1回1 gを週3回〜4回使用することもある{特に発症して最初の1〜2ヵ月の間は}。

SMは抗結核剤としては強力である。中等症以上の患者に使用すると治癒も早い。SMは発症初期の滲出性の強い病巣に有効であるが，ある程度経った増殖，繊維化されたやや古くなった病巣への移行は悪いので使用しない。

なお，SMは腎障害の副作用があるので腎臓機能低下の人には減量して使用。内因性クレアチン-クリアランスを参照するとよい。透析患者が肺結核を併発し病状上どうしてもSM使用必要な場合は減量して使用可である。

ともかくSM，INH，RPFは抗結核治療において強力であり信頼度も高い。

### 4) PZA　ピラマイド

従来はCランクの効力の薬であつたが，米国では試験管内でRFPよりも抗結核作用があったので再評価され我が国でも1995年ころから治療初期の2ヵ月間のみINH，RFP，SMなどと併用して使用。肝障害が多く，使用できない事もある。また尿酸値が上昇することも多く，そのため使用中止も多い。初めから尿酸排泄剤を併用するが，それでも尿酸値が上昇し，使用中止する事が多い。

1日1,200 mg，分3，内服，80歳以上の高齢者には使用しない。

### 5) EB エタンプトール

一流半の効果の薬である。しかし内服薬では，INH，RFPのつぎによく使用される。視力障害をきたすことがあるので視力検査，眼科受診してから使用。また服用中は月1回眼科受診，視力検査をする。EBは視力障害のある人，糖尿病の網膜症の人にも使用できない。もしEB服用中視力障害きたせば，ただちに中止する。著者の経験ではEB使用による重篤な視力障害は1例もない。

またEBは妊娠した結核患者にも使用が可能である。つまりEBは視力障害以外は安全な薬である。妊婦にはINHとともにEBは安全な薬である。

1日1 g，2分，朝夕内服

### 6) KM カナマイシン

この注射はSMに副作用あるいは耐性がある場合などに使用する。SMより効果は落ちる。しかしCPM，EVMなどと同じアミノグルコシド系の注射よりはるかに副作用は少なく，効果は強い。つまりSMよりは劣るが，かなり信頼度は高い注射である。副作用はアミノグルシドであるのでSM，KM，CPM，EVMは皆ほぼ同じ副作用を呈する。

KMは1回1 g，筋注，週2回，2～6ヵ月使用する

### 7) TH エチオナミド

二流の薬であり一流の抗結核薬に耐性がある時のみ使用。肝障害が強いの

で，肝障害のある RFP とは併用しないほうがよい。しかし TH の肝障害は著者の経験では言われるほど多くはなく，肝障害が強調され過ぎているが，意外と使用しやすい薬である。

　1日 300 mg，3分，内服

## CS サイクロセリン

　この薬も二流の薬であり，一流の薬が副作用，耐性で使用不能の場合に用いる。よくうつ，精神障害，痙攣，錯乱などの副作用あり。

　1日 0.5 g，2分

## PAS　パラアミノサリチル酸塩

　いわゆるパス。現在ではほとんど使用されない。

　1日，10 g も大量に服用するので胃腸副作用が出る。

## CPM カプレオマイシン

　この注射は SM，KM が副作用，耐性で使用不能の場合に用いる。しかし聴力障害，耳鳴り，めまい，腎障害は多く，抗結核作用も弱い。

## EVM エンビオマイシン

　この注射も CPM と同様の目的で使用される。

　1日1g，筋注，週2回，2～6ヵ月使用

## 3．肺結核治療の考え方

　軽症で空洞なく，塗抹陰性例では INH，RFP でよい。RFP が肝機能障害の副作用出現すれば，RFP の代わりに EB でもよい。SM は軽症例では使用しなくてよい。PZA は軽症例でも2ヵ月間使用してもよい。

　PZA は RFP が使えないときは2ヵ月間併用する。治療期間は6ヵ月間で十分。長くても9ヵ月間で止める。排菌の恐れがなければ，外来治療でもよい。しかし安静は必要である。可能なら非空洞，塗抹陰性の例でも1ヵ月間の入院を勧める。何故なら入院による安静は大切である。特に発病1ヵ月

以内は安静は大切である。
　入院により安静，正しい喀痰の結核菌の検査が可能となる。また副作用のチェック，結核の教育の意味でも，病巣の進展抑制のために，たとえ軽症でも入院治療は必要と考える。
　また糖尿病などの合併症のある結核では，たとえ塗抹陰性，非空洞の結核でも入院は必要となる。

中等症・重症例，つまり塗抹陽性，有空洞例
中等症・重症の結核は入院が絶対必要である。INH，RFP を主体にして PZA を 2 ヵ月間併用。またできれば SM を使用した方がよい。SM は 1 g〜0.5 g を 1 週間に 2 回筋肉注射する。聴力低下，腎機能低下の人，高齢の人は SM は 0.5 g に減量して筋肉注射する。SM は滲出性の強い，新鮮な乾酪巣にはきわめて有効である。中等症以上には SM 使用すれば改善も早い。
　SM 使用不能の人は EB を加えた INH，RFP，PZA，EB の 4 剤併用でもよい。入院期間は排菌陰性，喀痰の培養が陰性で退院可能となる。米国では喀痰の塗抹が陰性化すれば退院可能となる。しかし日本では喀痰結核菌培養陰性まで入院必要である。
　また遺伝子診断 PCR や MTD の陽性・陰性を退院の基準には用いない。あくまでも従来法によく喀痰の結核菌陽性・陰性で退院の基準を決める。
　たとえば塗抹⊖，従来法（小川培地法）の培養⊖ならばたとえ結核菌 PCR 法陽性でも入院治療は不要である。退院させて，外来治療でよい。

　中等症以上の結咳療法の期間は 9 ヵ月，ときに 12 ヵ月使用。かなり重症の人でも 12 ヵ月で十分である。再発を恐れ INH 単独をだらだら 1 年〜2 年間投与する必要はない。むしろ化学療法を 9〜12 ヵ月間しっかり施行し，化学療法終了後は月 1 回の喀痰の結核菌検査を 12 ヵ月間は施行したほうがよい。X 線検査は終了後 3 ヵ月，6 ヵ月，12 ヵ月，その後は年 1 回の X 線検査で十分である。

## 4．抗結核剤の副作用

　抗結核剤は長期間服用するので副作用のチェックは大切である。薬であるから肝機能障害，発疹，胃腸障害，アレルギー反応はどの抗結核剤でもおこりうる。実際には多剤併用しているので，どの薬による副作用か特定するのが困難な時もある。

INH　　末梢神経炎，肝障害，まれに皮膚過敏症，にきび，手足のこわばり，関節痛，抗結核剤の中では一番副作用が少なく，薬の効果は一番効果ある。まさに抗結核剤の要の薬である。
　　　　きわめてまれにめまい，けいれん，視神経炎，精神症状，溶血性貧血，再性不良性貧血，無顆粒球症，狼瘡様の反応，女性化乳房などがある。

RFP　　胃腸障害，肝障害，インフルエンザ様のアレルギー反応｛発熱，関節痛，筋肉痛，結膜充血｝，血小板減少，紫斑病，好酸球増多症，ショック，間歇または不規則服用時の発熱，まれに呼吸困難，腎不全。

SM　　聴力障害，平衡感覚障害などの第8脳神経障害，めまい，しびれ，耳鳴り，アレルギー反応，発疹，発熱，口角のまわりのしびれ，顔面のこわばり，頭痛，全身の筋肉痛，注射部位の無菌性膿瘍形成。腎障害，ショック，運動失調，まれに再生不良貧血，無顆粒球症，KM，CPM，EVMはSMと同じアミノグルコシド系の注射薬なので副作用はSMと同じ副作用がでる。

EB　　視力障害｛視力低下，視野狭窄，視野欠損，特に色盲｝が一番多い副作用。下肢しびれなどの末梢神経障害，スモン様の下肢の麻痺，関節痛｛INHのしびれは末梢が多いが，EBのしびれは末梢よりも上位，足関節より上位，膝関節越えることもある｝，船酔い感，肝炎，皮膚反応を伴う過敏症，味覚障害など。

| | |
|---|---|
| PZA | 肝障害，高尿酸血症，関節痛，皮膚過敏症，まれに日光過敏症，ジデロブラスト，貧血 |
| TH | 胃腸障害，肝障害，皮膚の脱毛，にきび，内分泌異常{女性化乳房，性欲減退，月経異常}，中枢神経障害，精神障害，ただしCSほど多くない。 |
| CS | 中枢神経障害，精神障害，不眠，傾眠，頭痛，注意力低下，躁，うつ，分裂病様の精神異常，てんかん発作，精神疾患の遺伝性素因のある人には使用禁忌。 |
| PAS | 胃腸障害，発熱，発疹などのアレルギー反応，肝障害，まれに急性腎不全，低K血症，溶血性貧血，血症板減少，甲状腺機能低下などがある。 |

## 薬の使い方　　追記

| | |
|---|---|
| INH | 末梢神経炎にはビタミンB6が有効。INHが発疹などの副作用で使えない場合は，IHMS イソニアジドメタンスルホン酸ナトリウムに変更して良好であつた例もある{IHMS 商品名：ネオイスコチン　第一製薬　1日900 mg 内服}。<br>このようにINHは内服薬の要であるから副作用出現しても減感作してなるべく使用する。 |
| RFP | 副作用にインフルエンザ様症状起こすことあり。つまり発熱，関節痛，筋肉痛，結膜充血，造血臓器障害，血小板減少による出血傾向，白血球減少，その他X線陰影の悪化。これは排菌が止まっているにもかかわらず，X線所見が悪化する。陰影増大，胸膜炎，肺門リンパ腫脹などがある。これらのX線上の増悪はRFP投与1〜3ヵ月以内に起こり一時的である。結核菌破壊のによるアレル |

|      | ギー反応，乾酪物質吸収による肺炎などであるが原因はわからない。 |
|------|---|

ギー反応，乾酪物質吸収による肺炎などであるが原因はわからない。
ただし排菌あれば，この反応によるものではなく真の病巣の悪化と考え，化学療法を考慮する。

SM　　交叉耐性があるので SM → KM → VM または CPM の順序で使用する。

EB　　視力障害の早期発見には患者に本の活字を毎日一定の距離で視るようにさせる。視力障害があれば直ちに EB を中止する。その他の副作用は末梢神経炎，きわめてまれに SMON 様の下肢の麻痺きたす。

TH　　肝障害の他には脱毛，褥瘡などの皮膚障害，女性化乳房，月経異常，性欲減退などのホルモン異常，不眠，焦燥，精神障害などの精神症状があるが CS ほどは多くはない。

## 意識障害時の投薬法

　脳梗塞　脳出血などの脳血管障害，脳挫傷などの頭部外傷，中枢神経結核などでは意識障害のため服用できない
① INH，RFP，EB は鼻管チューブを挿入して粉末状にして鼻管チューブから入れる。
② INH は経口投与しない時は，静脈注射剤があるので朝夕投与する。
③ SM，KM などのマイシンは筋肉注射ができるのではなるべく使用する。聴力検査などの副作用のチェックができない場合投与による効果が副作用の弊害より勝ると考えられたら家族によく説明して投与する。

　　全体的に述べると，抗結核薬は薬であるから肝障害，発疹などの発生はどの抗結核剤でもありうる。
　　服用後，直ぐにきたすこともある。しかし途中からきたすこともある。実

際には多剤を服用しているので，どの薬によるかの因果関係を特定できないことも多い。これらの場合全て中止し，可能性の少ない抗結核剤から再び開始する。

耐性検査の結果，病状の関係でどうしても投与が必要の場合は減感作しながら用いる。具体的にはSM，KM，CPM，EVMなどのマイシン系は5〜10 mg，INHは1〜5 mg，RFPは25〜30 mgより始め，3〜4日ごとに倍増する。そして1ヵ月ほどで基準量に戻す。

副作用のチェックにも定期的に肝機能，末梢血検査｛白血球，赤血球，血小板など｝は服用直後1ヵ月間は毎週，その後は毎月1回施行する。

マイシン系投与例では聴力検査は月1回，EB服用例では視力・視野検査を月1回定期的に施行。

しかし治療上どうしても必要であれば，副作用による害よりも投与による益が勝れば副作用に注意しながら使用することもありうる。もちろんその際，患者，患者家族にその必要性を十分に説明する。

## 初期悪化

化学療法1〜2ヵ月で菌陰性化してもX線陰影が悪化する。しかしまもなく改善する。これは真の悪化よりアレルギー反応に基づく。重症の結核に多く，10％の頻度でおこる。結核菌の放出によるアレルギー反応であろうと推測される。

陰影は網状，結節状，胸水の形が多い。通常は化学療法はそのまま続ける。通常予後は良い。しかし呼吸不全に進展する例もまれにある。この場合，抗炎症作用目的でステロイド使用も考慮される。また呼吸管理が必要なこともある。

結核は両側b，有空洞II，広がり2の重症の結核に多い。

## 入院期間

米国では喀痰結核菌塗抹陽性の間のみ入院治療，塗抹陰性になれば培養陽性でも感染能力は弱いので入院は不要。

多剤併用療方開始後1～3週後には排菌は激減し人への感染能力は低下すると言われている。日本では喀痰結核菌培養陰性になるまで入院。つまり日本では入院期間は軽症で1～2ヵ月，中症で3ヵ月，重症でも6ヵ月以内の入院となる。結核に対し最初の1ヵ月間は入院必要。何故なら発病初期は安静が必要。結核の治療は化学療法であるが，ある程度の安静は発病初期には必要と考える。喀痰検査，副作用の検査{肝機能，聴力検査，眼科での視力，視野検査}，患者教育，服用による副作用の経過観察，塗抹陽性による他人への感染予防などが必要である。

　もちろん糖尿病などの合併症のある結核は軽症結核でも入院が望ましい。

## 腎機能障害時の抗結核剤の投与[13]

　アミノグルコシド系のSM，KM，EVMは腎機能障害時では減量して使用する。

　RFP，TH以外は腎臓から排泄されるので腎機能障害時には減量して使用。

　透析時にはEB以外のSM，INH，RFPはかなりの量が透析外液に移行するので透析後に投与する。

## 妊娠時の抗結核剤の投与法[14]

① 重症結核では人工中絶が望ましい。中症や軽症結核では妊娠可能。
② 妊娠4ヵ月までは抗結核剤の胎児への影響大なのでINH，EBのみ投与。
　　INH使用時にピリドキシンを併用する。INHとEBは胎児への影響少ないので妊娠初期，妊娠全期に使用可。

　RFPは妊娠4ヵ月まで用いない。どうしても使用必要であれば慎重投与。

　RFPは妊娠4ヵ月以後は使用可だが慎重に投与する。

　RFPは四肢短縮症，中枢神経障害，低トロンビン血症を極くまれに併発
　SM，KMなどのマイシンは妊娠全期に使用しない。SM，KMは催奇性大。

　PZAもWHOでは可だが米国では不可なので使用しない。

表18 腎不全時ならびに人工透析時の抗結核薬の投与量と投与間隔

| 薬剤 | 主な排泄経路 | 血中半減期(時間) | | | 投与間隔(時間)と1日投与量(g) | | | | | 薬剤の透析液への移行 |
|---|---|---|---|---|---|---|---|---|---|---|
| | | 正常時 | 腎不全末期 | | 正常時 | 腎不全時 Ccr ml/min | | | 透析時 | |
| | | | | | | >50 | 10~50 | <10 | | |
| INH | 腎 (肝)肝で代謝 | slow 2~4 rapid 0.5~1.5 | 17 | 投与間隔 | 24 | 24 | 24 | 24 | 正常時と同じ** | あり |
| | | | | 1日投与量 | 0.3 | 0.3 | 0.3 | 0.3* | 正常時と同じ** | |
| RFP | 肝 | 2~5 | 2~5 | 投与間隔 | 24 | 24 | 24 | 24 | 正常時と同じ | あり** |
| | | | | 1日投与量 | 0.45 | 0.45 | 0.45 | 0.45 | 正常時と同じ | |
| EB | 腎 | 4 | 8 | 投与間隔 | 24 | 24 | 23~36 | 48 | 隔日 | あり** |
| | | | | 1日投与量 | 0.75 | 0.75 | 0.5 | 0.5 | 10 mg/kg | |
| PAS | 腎 (肝)肝で代謝 | 0.75 | 23 | 投与間隔 | 8 | 8 | 24 | 投与 | 隔日 | あり |
| | | | | 1日投与量 | 10 | 10 | 8 | しない | 100 mg/kg | |
| SM | 腎 | 2.5 | 100~110 | 投与間隔 | 24 or 週2日 | 24 | 24~72 | 72~96 | 週2日 | あり |
| | | | | 1日投与量 | 1 | 0.75 | 0.5 | 0.5 | 0.5 g | |
| KM | 腎 | 3~4 | 27~36 | 投与間隔 | 週2日 | 24 | 24~72 | 72~96 | 週2日 | あり |
| | | | | 1日投与量 | 2 | 1.5 | 1.0 | 0.5 | 0.5 g | |

*slow inactivator では,4 mg/kg pyridoxin 併用,**1日 0.3 g を2~3日に1回との説もある.
***異なる見解がある.

(日本結核病学会治療委員会:結核 61:53-54, 1986)より)

③ 妊娠中の予防投薬は HIV 感染者や結核発症の危険大の時のみ。

妊娠 4 ヵ月以後は予防投薬可，しかし実際は出産後に予防投薬する。
④ 母親が予防投薬しても乳児の予防効果はない。
⑤ 授乳は母親の抗結核剤の移行は微量なので授乳中でも母親は服薬可。服薬は授乳直後がよい。
⑥ 軽症の結核は妊娠中，妊娠後でも結核の悪化は少ない。

中等症以上の結核は妊娠中，妊娠後に結核が悪化することが多い。とくに出産後急に悪化することがある。

## 5．化学療法のまとめ

　結核の化学療法は，種々の抗結核剤があるが，一流｛Aランク｝の化剤である INH，RFP，SM をいかに適切に使うかであろう｛もちろん最近では PZA も最初の 2 ヵ月は併用されるが｝，INH は内服剤の要である。INH を要として化剤が併用される。だから重篤な副作用出現以外は使用し，脱感作してでも使用したい。RFP も強力であり INH，RFP が併用できれば結核の治癒は可能である。しかし中等度以上の結核症は SM を併用したい。改善も早い。また重症結核では SM は不可欠で SM 量は 1 g～0.5 g，間隔は週 2～3 回｛重篤な結核では 1～2 週間は毎日｝期間は 3～6 ヵ月間注射する。

　INH が副作用で使えないときは IHMS に変更する。SM も副作用で使えない時は KM 使用する。EB は一流半の効果であるが眼の障害のほかは副作用はほとんどないので併用してよい。

　TH，CS は上記の薬で耐性があり TH，CS に感受性であれば併用してもよい。しかし耐性検査で有効でも生体では効かないことも多い。PAS は出現ではまったく使用しない。CPM，EVM も排菌持続で SM，KM に耐性で CPM，EVM に感受性のある時に止むなく使用する事もある。

　また排菌が止まらない時は新キノロンの LVFX，SPFX，CPFX などを使用してよい。

68   H．抗結核剤の使い方とその特性

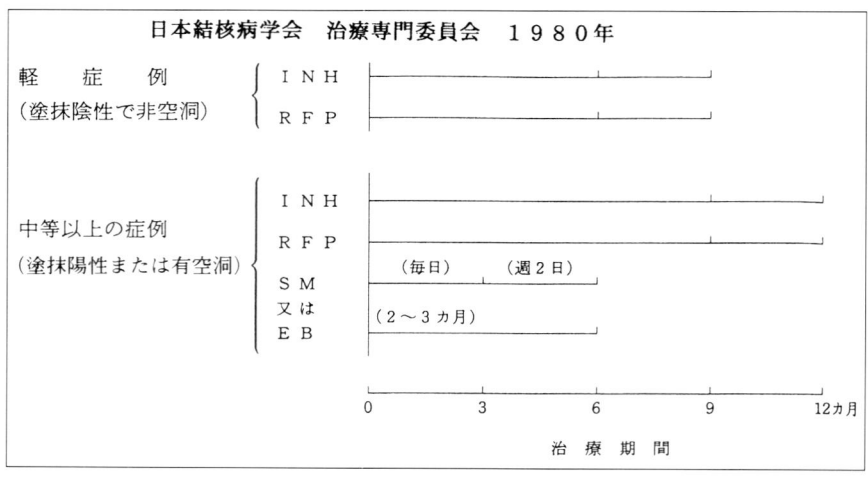

**図10 初回治療における標準化学療法の方式**

日本結核病学会　治療専門委員会　1980年

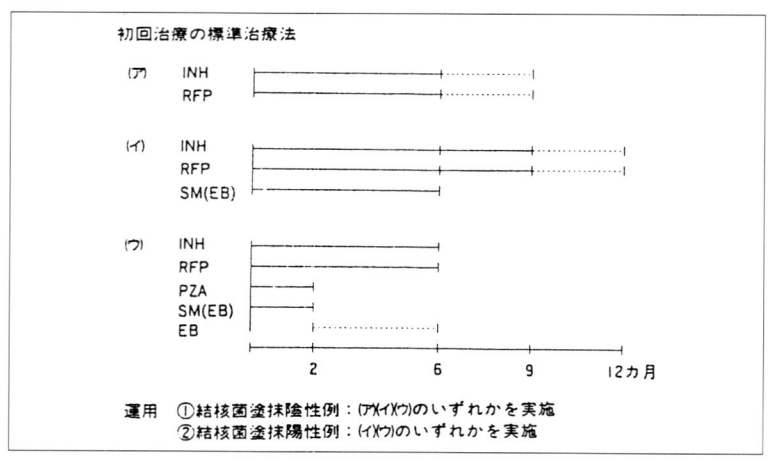

軽症例（塗抹陰性で非空洞）: INH, RFP

中等以上の症例（塗抹陽性または有空洞）: INH, RFP, SM又はEB（毎日／週2日）（2〜3カ月）

治療期間 0 3 6 9 12カ月

**図11 結核医療基準の一部改正（1996）日本結核病学会**

初回治療の標準治療法

(ア) INH, RFP
(イ) INH, RFP, SM(EB)
(ウ) INH, RFP, PZA, SM(EB), EB

2　6　9　12カ月

運用　①結核菌塗抹陰性例：(ア)(イ)(ウ)のいずれかを実施
　　　②結核菌塗抹陽性例：(イ)(ウ)のいずれかを実施

## 標準治療方式

○ PZAを積極的に使用し治療初期の殺菌力効果による菌陰性化の促進（耐性防止）と治療期間短縮を狙う。
○ 特に塗抹陽性例は次の①または②を用いる。
○ WHOはじめ世界的基準にあわせる。

① 2 HRZS（またはE）＋4 HR　　　（6ヵ月）
② 6 HRS（またはE）＋3〜6 HR　（9〜12ヵ月）
③ 6〜9 HR　　　　　　　　　　　（6〜9ヵ月）

**初回治療患者の排菌はどのくらいで止まるのか**

初回治療129例について考察：愛北病院1990〜1999年著者症例129例
初回治療で排菌患者｛小川法による排菌患者のみ，遺伝子法のみ陽性例は含まない｝

症例：129例，男：103例，女：26例，塗抹陽性：97例，培養陽性：32例
　　菌陰性化に要する期間は全例129例の平均では1.85ヵ月以内
　　　　　〃　　　　塗抹陽性97例では平均2.09ヵ月以内
　　　　　〃　　　　培養陽性32例では平均1.24ヵ月以内

病型別分析

| 病型 | 塗抹陽性 | 培養陽性 | 菌陰性に要した期間 |
|---|---|---|---|
| I 2 | 2例 | 0 | 3.00ヵ月 |
| I 3 | 2 | 0 | 4.00 |
| II 1 | 18 | 10 | 1.13 |
| II 2 | 55 | 16 | 1.96 |
| II 3 | 19 | 3 | 2.45 |
| III 1 | 1 | 3 | 1.00 |

菌陰性化に要した期間　　129例の平均は1.85ヵ月
1月以内　　70例
2　　　　　27
3　　　　　23　　　｛C型肝炎1例　糖尿病9例　アル中1例｝
4　　　　　3　　　｛C型肝炎1例｝
5　　　　　3　　　｛C型肝炎1例｝

| 6 | 2 | |
| 7 | 1 | ｛C型肝炎1例｝|

再発は129例中2例のみ
　　　多剤耐性にて呼吸不全死した1例
　　　糖尿病合併し再発した1例

## 抗結核剤

　SM，PAS，Tb1，INH，VM，PZA，CS，TH，KM，EB，CPM，RFP，EVMの順に抗結核剤が開発された。しかし1966年のRFP以来有効な抗結核剤はない。耐性結核菌，抗結核剤に耐性のある非定型抗酸菌に対し新しい抗結核剤が待ち望まれている。

　　　RFP誘導体　　　RMP
　　　　　　　　　　　RPT｛rifapentine｝
　　　　　　　　　　　SPA-S-565
　　　　　　　　　　　RFB｛rifabutine｝
　　　　　　　　　　　Rifaximin
　　　　　　　　　　　CGP　7040
　　　　　　　　　　　KRM-1648

## 既存薬で抗結核薬以外で抗酸菌に有効な薬剤は

　　　新キノロン　　　OFLX　　オフロキサシン　　｛タリビット｝
　　　　　　　　　　　LVFX　　レボフロキサシン　　｛クラビット｝
　　　　　　　　　　　CPFX　　シプロフロキサシン｛シプロキサン｝
　　　　　　　　　　　SPFX　　スパルフロキサシン｛スパラ｝
　　　新マクロライド　CAM　　　クラリスロマイシン｛クラリス，クラリシド｝
　　　　　　　　　　　RXM　　　ロキシスロマイシン｛ルリット｝

　　考慮しても良い薬→フェナジン系のclofazimine｛抗ハンセン氏病薬｝
　　　　　　　　　　　　アミノグルコシド系のアミカシン AMK｛Amikacin｝

開発中の新キノロン　　Du-6859 a
　　　　　　　　　　　AM-1155
　　　　　　　　　　　CS-940
開発中の新マクロライド
　　　　　　　　　　　AZM：azithromycin

## 7．再　発

① 我が国の短期標準様式による化学療法施行後の再発は年間 0.3〜0.5％。諸外国でもこの標準方式による化学療法施行後の再発率は日本と同じ。
② 再発の期間は初回治療終了後，1 年以内が 51％，1 年から 5 年に 38％，5 年以後に再発が 10％
③ 再発の原因は，治療当初の排菌量，菌の陰性化の期間｛速度｝，病変の広がり，大きさ，残存している空洞の大きさ，空洞壁の厚さ，これらは再発の関係と有意な関係は見いだせなかった
④ 乾酪巣が被包化され，その部に抗結核剤の浸透しにくい菌の残存が問題か，糖尿病の結核患者は結核の再発は多い。
⑤ その他免疫低下の人
⑥ 初回治療が不規則，不適切なため耐性菌を生じた。
　ただし再発の人の再排菌の耐性は意外と少ない。感受性菌 67.5％，耐性菌 17.5％，感受性か耐性か不明 15.0％。
　大体再治療での耐性菌は 20％，その 20％のうち半分が 2 剤耐性菌である。
　再発は，初回標準療法後の再発は 1〜10 年の追跡期間中の再発率はおおむね 2〜5％を示し，再発期間は治療終了後 3〜4 年以内が 80％を占めている。

**多剤耐性結核**

　つまり排菌持続，難治性結核のことを意味する。多剤耐性菌とは耐性検査で INH，RFP に完全耐性の菌である。

## H．抗結核剤の使い方とその特性

愛北病院　著者症例　9例　1990〜1999年

症例1　男，44歳：SM，INH，SMに完全耐性，排菌止まらず．
　　　　bＩ3　　33歳発症，9年の経過で増悪して呼吸不全で死亡．
症例2　男，51歳：SM，INH，RFPに完全耐性，初症不明．1年以上排菌．
　　　　bＩ3　　糖尿病，インシュリンにてもコントロール困難
　　　　　　　　胃部分切除，腎結石にて右腎摘出，膵嚢胞にて膵臓半分摘除
　　　　　　　　郷里の病院に転院
症例3　男，58歳：SM，INH，RFPに完全耐性，排菌止まらず
　　　　bⅡ3　　多発空洞による難治性の気胸併発，5年の経過で治療中
症例4　男，65歳：SM，INH，SMに完全耐性，排菌時々排出
　　　　bⅡ3　　人型結核菌と同時にAM菌　M. avium菌持続排出
　　　　　　　　25歳で発症．在宅酸素療法していたが呼吸不全にて死亡する．
症例5　男，81歳：SM，INH，RFPに完全耐性，3年以上排菌止まらず
　　　　bⅡ2　　青年期に発症，呼吸不全はないが老衰にて死亡．
症例6　男，72歳：SM，INH，RFPに完全耐性，青年期発症　排菌持続
　　　　bⅡ2　　呼吸不全はない，腰髄良性腫瘍合併．
　　　　lOp
症例7　男，45歳：SN，INH，RFPに完全耐性，36歳発症，病巣進展
　　　　bⅡ3　　糖尿病あり，インシュリン使用，コントロールはまずまずの状態
症例8　男，74歳：SM，INH，RFPに完全耐性，41歳発症，喫煙多い
　　　　bⅡ3　　肺気腫合併，排菌止まらず呼吸不全にて死亡．
症例9　男，38歳：SM，INH，RFPに完全耐性，発症は青年期？，持続排菌
　　　　bＩ3　　糖尿病インシュリン使用，コントロール不良，両親とも重症結核．呼吸不全と糖尿病性昏睡にて死亡する．

## 多剤耐性肺結核患者9例の考察

基礎疾患に糖尿病3例，3例にインシュリン使用，血糖コントロールは2例は不良

死亡は5例，呼吸不全4例｛糖尿病昏睡と呼吸不全1例，結核死1例，肺気腫と呼吸不全合併1例，結核と非定型抗酸菌症合併1例｝　老衰1例。

治療は抗結核剤の他には，新キノロン，新マクロライドなど使用したが効果なかった。

有効な抗結核剤の出現が待ち望まれる。

## 耐性検査

耐性検査から治療効果予測可能。つまり耐性検査を信頼できる薬剤はINH，SM，RFP，EB，PAS。

一流｛Aランク｝の抗結核剤は耐性検査で治療効果予測可

次に予測のかなり可能な薬剤はKM，CPM

予測困難な薬剤はTH，CS，VM，EVM，PZA

実際にはAランクのINH，SM，RFPは不完全耐性でも使用することがある。

たとえばINHなどは耐性濃度$0.1\gamma$，$1\gamma$，$5\gamma$で$1\gamma$を耐性基準とみなす。しかし病状，他の薬が副作用などで使用できないときは$0.1\gamma$耐性，$1\gamma$耐性，$5\gamma$で感受性あれば使用することもある。しかしAランクのINHでも$5\gamma$まで完全耐性であれば使用しない。

CSなどは耐性検査で感受性あっても，臨床的には効かないことが多い。

非定型抗酸菌MACの耐性検査はあまりあてにならない。つまりin vitroでINH，RFP，EBに全く感受性なくても臨床的には良く効く。逆にin vitroでCSに感受性あっても臨床的には全く無効が多い。

## 耐性の問題

一つの空洞内の結核菌両は10の7～8乗｛10の9乗以上の報告もある｝

個々の抗結核剤に対する自然耐性菌の発現頻度は
　　INH, SM　10の5〜6乗に1個　　　PFPは10の7〜8乗に1個
　　TH, CSは10の3乗に1個　　EBは10の4〜5乗に1個
　　PZAは10の2〜4乗に1個の割りで出現する。

多剤併用すれば耐性菌の出現を抑制できる。たとえば上記よりSM, RPF, SMの三者を併用すれば, 薬剤耐性菌の出現頻度は10の{6＋6＋8}乗に1個の割合になり耐性化の確率は皆無となる。とくに菌量の多い結核発症初期には多剤併用は不可欠となる。

## 初回耐性

未治療の患者の初回耐性は5％程度である。その5％の内, 単剤耐性が80％, 2剤以上耐性は20％ほどである。

## 再治療

再治療の耐性頻度は20％ほどである。その20％の内, 2剤以上耐性が50％を占める。

# I. ツベルクリン反応, BCG, 結核検診, 発病予防

## 1. ツベルクリン反応（ツ反応）

ツベルクリン反応（以下ツ反と略）は我が国では
①結核感染の有無を調べる。
①BCG接種による効果をツ反で知る

　ツ反は感染して4〜8週で陽転する。ツ反の陽転は感染を意味するが, 発病を意味しない。ツ反液は人型結核菌2,000倍液の0.1 mlを皮内に注射する。この反応は細胞性免疫によるIV型アレルギーによる。

　ツ反検査には　　一般診断用　0.05 mcg/ml　通常に用いる診断用

# Ⅰ. ツベルクリン反応, BCG, 結核検診, 発病予防

表19 判　読

| 反　応 | 判　定 | | 符　号 |
|---|---|---|---|
| 発赤の長径 9 mm 以下 | 陰性 | | (－) |
| 発赤の長径 10 mm 以上 | 陽性 | 弱陽性 | (＋) |
| 発赤の長径 10 mm 以上で硬結を伴うもの | | 中等度陽性 | (＋＋) |
| 発赤の長径 10 mm 以上で硬結に二重発赤, 水ほう, 壊死等を伴うもの | | 強陽性 | (＋＋＋) |

注射後およそ 48 時間後に判読する。
判読の基準は, 結核予防法施行規則第 2 条第 2 項による。(表のとおり。ただし 1 mm 未満は四捨五入する)

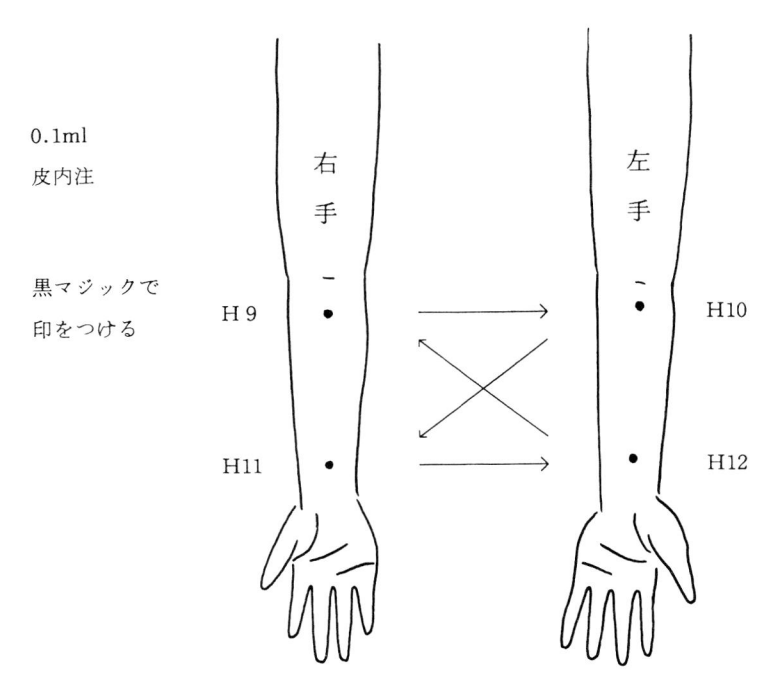

0.1ml
皮内注

黒マジックで
印をつける

H 9　　H10
H11　　H12

右手　　左手

測定は発赤の長径（二重発赤のある時は外径）により行う。
硬結, 二重発赤, 水疱, 壊死のある者は併記する。

図12　ツベルクリン検査部位

表20　判定の記録

| マントー反応 | 年　月　日 | |
|---|---|---|
| 硬結（　　　） | 長径 | mm |
| 発赤（　　　） | 長径 | mm |

→検査日にカルテ㊞
（植付け日）

確認用　　　0.5 mcg/ml　　一般診断用で陰性の時
強反応者用　0.01 mcg/ml　　ツ反が強陽性と推測できる人

ツ反の方法：ツ反用の注射器と1/4皮内用注射器を用い，正確に0.1 mlを皮内に注射する。この際，直径7～8 mmの蒼白な隆起ができるようにする。注射後48時間後に発赤の直径を計る。硬結，二重発赤，水泡，壊死を観察記録する。ツ反の注射部位は毎回場所を変える。

ツ反は皮内に正確に注射すること。もし皮下に注射すると，早く吸収されツ反が減弱して出る。

結核予防法ではツベルクリン注射の部位として，両側前腕，屈側面上・下2ヵ所，上腕屈側下部と計6ヵ所を指定


ツベルクリン反応陽性は，結核に感染したことを意味する。ツ反陽性は感染したことを意味するが，発病を意味しない。通常，感染してから4～8週間で陽性になる｛最短2週でツ反陽性のこともある｝。
ツベルクリン液の皮内反応をマントー反応と呼ぶ。

感染しても陰性の事もある。また発病してもツ反陰性になることもある。
感染しても陰性の時は
　　①一次的陰転　　麻疹，猩紅熱に罹病中。または回復1ヵ月内。
　　　　　　　　　　ポリオなどの予防接種後1～2ヵ月の間。
　　　　　　　　　　ステロイド使用中
　　　　　　　　　　結核が重症の場合に，病期の最盛期にはツ反はむしろ陰性化することあり。
　　②陰性アレルギー

癌末期，栄養失調など，全身衰弱のひどい時，皮膚反応低下によるツ反の陰性化。

③陽性アレルギー

感染して成立したツ反陽性が，時を経て，だんだん弱くなり陰性化する。感染からかなりの時を経て陰性化。老人に多い。また最初の陽性もそれほど強くない陽性の人に多くみられる。

表21　ツベルクリン反応に変動をきたす要因

| 病的要因による場合 | 感染　ウイルス（麻疹・流行性耳下腺炎・水痘）<br>　　　細菌（発疹チフス・ブルセラ・チフス・癩・百日咳・重症結核・結核性胸膜炎）<br>　　　真菌（南アメリカブラストマイコーシス）<br>生菌ワクチン接種（麻疹・流行性耳下腺炎・ポリオ）<br>代謝異常（慢性腎不全）<br>栄養状態（重度の蛋白欠乏）<br>リンパ組織浸す疾患（Hodgkin病・リンパ種・慢性リンパ性白血病・サルコイドーシス）<br>薬剤（ステロイド剤および各種免疫抑制剤）<br>年齢（新生児・老齢者）<br>結核菌の感染初期あるいは重症結核<br>ストレス（手術・火傷・精神異常・移植後に発生した拒否反応時） |
|---|---|
| 使用したツベルクリンに問題のある場合 | 保存状態不良（光，熱に対する異常）<br>希釈が適当でないとき<br>化学的変質<br>汚染<br>容器への吸着（特にTween 80を加え保存した場合） |
| 注射の方法に問題のある場合 | ごく微量しか注射されなかった場合注射針を抜いたあとの漏出<br>深く注射しすぎた場合 |
| 判定，記録に問題のある場合 | 判定者の不馴れ<br>判定間違い<br>記録ミス |

(American Thoracic Society：Am Rev Respir Dis 124：356，1981)[16]

**促進反応**　ツ反は全身のIV型遅延アレルギーであるから，ツ反を繰り返し同じ部位に施行すると前回の反応よりもツ反が強く反応する。しかるに促進反応を避けるため，前回施行の部位より少なくとも5～6cmは離してツ反施行する。または反対の腕に施行する。

　またツ反は48時間で判定するが，促進反応の人では24～36時間くらいでツ反が最強に反応し，48時間ではむしろ陰性化することもある。この場合は，ツ反の判定は48時間より前の最強の時点で判定することもある。

**遅延反応**[15]　ツ反が48時間では陰性，弱陽性でも3～7日後に最強に反応し硬結などの強陽性の反応がみられることあり。この遅延反応はツ反の頻回施行よりも，BCG接種の頻回接種による。通常遅延反応はツ反注射6日に多くみられる。

ツ反は前回より反対の腕が望ましい。3回目は同じ腕になるが，1回目の場所より，少なくとも5～6cmは離して施行する。
ツ反の影響は同じ部位に施行すると4年間は残る。

## 2．BCG接種

　強制接種から勧奨接種，集団接種から個別接種になった。しかし当分は集団接種の体制で接種する。BCGは牛型結核菌の弱毒生ワクチン，つまり能動免疫である。

　結核未感染，つまりツ反陰性の人に接種，BCG接種後はツ反施行して接種効果をみる。BCGにより結核の発病を押さえる。またたとえ発症しても軽症の結核で済む。

　欧州で乳幼児期のBCG接種やめたら，結核性髄膜炎，粟粒結核が増加した。BCGを接種すれば結核の発症が皆無という事ではない。

　自然陽転とBCG接種による陽転の区別はBCG陽転ではツ反は弱陽性，または中等度陽性であり，自然陽転は強陽性が多い。

　BCG接種してもツ反が陽性にならないと，ツ反陽性化するまでBCG接

種施行しなくてはならないが実際には 3 回くらいやればよい。
1）BCG 接種の副作用[18]

腋下リンパ腫大｛1 cm 以上｝｛1％以下の頻度，0.7％の頻度｝

接種後 4〜6 週後が多い。2 年後全例縮小，消失した。

接種局所の膿瘍，きわめてまれに骨炎，骨髄炎，皮膚結核，全身はん種性の BCG 感染症

現在わが国に起こった重大な副反応は狼瘡 7 例，骨炎 6 例，腺病性苔せん 2 例，死亡 2 例。

接種が直接原因ではないが，接種がきっかけで発症した壊疽性膿皮症 4 例。慢性肉芽症の人に BCG 接種して進行性結核になり死亡 3 例が報告されている。

※初回 BCG 接種は粟粒結核，結核性髄膜炎などの血行性の重症結核を 80％減らせる。また結核の発症を 50％に押さえる。また，重症の結核の発症を押さえる。
※ BCG 接種の効果は 10〜15 年持続。
※ BCG 接種によるツベルクリン反応は 1 年後から次第に減弱する。
※減弱したツ反 T 1 の 1〜3 週後に再ツ反 T 2 をすると，この反応はブースター効果で減弱したレベルに回復。しかしツ反が元に戻っても結核に対する免疫が特に強くなったわではない。
※ BCG 再接種の効果は学問的には効果あるとは断定できない。しかし効果がないともいえない。
※ BCG 接種を何回しても陽転しない人はまれに 1％ほどいる

2）BCG 接種後のツ反

中〜弱陽性からは結核の発病はほとんどない。つまり強陽性のみを化学予防の対照となる。

乳幼児期に BCG 接種されていればツ反強陽性でも特別の措置は不要。

うまく接種された BCG によるツ反は 20 mm に正規分布があり，30 mm

表22　㊋の適用基準

| | | BCG未接種 | BCG既接種 |
|---|---|---|---|
| 塗抹陽性患者との接触状況 | あり | ツ反発赤 10 mm 以上 | ツ反発赤 30 mm 以上 かつ最近の結核感染が強く疑われる場合 |
| | | ツ反発赤 30 mm 以上（再検査では 20 mm 以上） | ツ反発赤 40 mm 以上 |

既往に化学療法がなく，X線上学会分類Ⅳ型である者，あるいはⅤ型である者の一部

上を29歳までについて適応する。ただし，高校生以上では集団感染が疑われる場合を原則とする。
（平成元年2月28日健医発第20号結核・感染症対策室長通知「初感染結核に対するINHの投与について」）

も10〜20％ある。逆に下手な接種ではツ反は5〜10 mm，時には0〜4 mmもある。BCG接種後初回のツ反は18×14 mm，その後だんだ減弱し10年間免疫がある。

ツベルクリン液は人型結核菌培養2000倍液を0.1 ml皮内注射。遅延アレルギーで感作リンパ球，細胞性免疫が関与。

BCG接種は0〜3歳児，小学1年，中学2年のツ反陰性者に施行される。

### 3）INHの予防内服

結核の発病を押さえる。1/2〜1/5以下に押さえる。

INH 5〜8 mg/kg，平均7〜8 mg/kg内服，最高INH 300 mg/day，朝1回内服，24週間内服，12週間ではだめ。

INH耐性菌が疑われる時はRFP 12週内服。予防内服中でも通常生活可。

学校体育授業でのプール水泳は可。予防内服終了直後，X線直接撮影。さらに1年後X線直接撮影する。

### 4）職員採用時の二段階ツベルクリン反応検査〔二段階ツ反〕

雇用時および定期健診にも胸部X線写真を撮る。またツ反を施行する。

まず1回目のツ反陰性および弱陽性者は，2週後（1〜2週後）にツ反施

行。
  2回目ツ反陰性なら，BCG接種する。
    そして1年後にツ反してBCG効果を確かめる。
  2回目ツ反陽性なら，そのまま過観察する。
    つまりある程度減弱してもBCG効果の残っている人はブースター効果（増強効果）で1回目陰性でも，2回目ツ反で陽性になる。つまりまだBCG効果の残っている人をBCG接種の対象から外す。
     {2回目ツ反が陽性化したのは感染ではなく以前のBCG効果が残っていたからである}
1回目のツ反が弱中等度陽性 39 mm以下ならそのまま経過観察。
1回目のツ反が強陽性   40 mm以上なら予防投薬，特に30歳以下で
          40 mm以上なら予防投薬する。
         {40 mm以下でも二重発赤，硬結の人も
         予防投薬考慮}

 そして採用時の2段階ツ反の2回目のツ反の結果を採用時の基準とする。そして後日ツ反した場合，採用時二段階ツ反の2回目のツ反の結果より20 mm以上大きい，またはその時のツ反が40 mm以上，それ以下でも前回認めなかった発赤，硬結があれば，感染したとみなし予防投薬考慮される。

## 5）集団発生予防の対処の仕方

☆感染源本人よりも二次感染を受けた者が，感染源本人よりも早く発見されることあり。

☆感染源本人が結核菌塗抹陽性の時は接触者への感染の危険大きい。
  接触者が小児，生徒，青年，また人と接触する機会の多い人，つまり教職員，看護婦，医師，学校の生徒，塾教師などでは検診の必要あり。

☆学校から二人の結核患者が続けて出たときは集団発生を疑う。何故なら小児結核は少なく，続けて2人以上の患者が発生したら，それだけで集団発生を疑う。

☆集団感染の疑いあれば，まずツベルクリン反応を行なう。X線検査で異常がなくても後日発病する危険がある。つまりツベルクリン反応で感染の有無を判定する。
☆感染，つまりツ反陽性には4～6週｛時には2～10週｝要する。
　感染源の患者を隔離した隔離直後のツ反陰性でも感染を否定できない。しか

**表23　ツ反の判定による予防・治療の判断の仕方**　　　　森亨氏文献17を要約

BCG 未接種
　　感染源なし｛塗抹陽性患者との接触なし｝
　　　　ツ反0～9 mm→未感染としてBCG接種
　　　　　　30 mm以上→感染疑い濃厚にて，化学予防
　　　　　　10～29 mm→2ヵ月以内に再度ツ反→20 mm以上は感染を疑い化学予防
　　　　　　　　　　　　　　　　　　　　　→再ツ反20 mm以下なら保留
　　　　　　　　　　　　　　　　　　　　　　ツ反再々検査もありうる
　　感染源あり
　　　　ツ反10 mm以上→既感染として化学予防
　　　　　　陰性→感染源に接触直後のツ反施行なら1～2ヵ月後に再ツ反→20 mm以上は感染を疑い化学予防
　　　　　　　　→乳児では初回ツ反陰性でも，とりあえず2ヵ月間は化学予防
　　　　　　　　　　ツ反再検して陽性30 mm以上ならそのまま化学予防続行
　　　　　　　　　　陽性10～29 mmなら経過観察
　　　　　　　　　　陰性なら化学予防中止してBCG接種
　　　　　　　　　　　｛ただしそのまま化学予防続けることもある→これは医師の判断｝

BCG 既接種
　　感染源なし
　　　　ツ反陰性　→BCG接種
　　　　　　10～39 mm→保留，経過観察
　　　　　　40 mm以上→化学予防
　　感染源あり
　　　　ツ反陰性　→BCG接種
　　　　　　30 mm以上→化学予防
　　　　　　10～29 mm→保留
　　　　　　　　ツ反検査が接触直後施行のものなら，陰性や発赤30 mm未満は2ヵ月後に再度ツ反して，20 mm以上は感染を疑い化学予防

## 表24　定期健康診断の手順　　1993年4月より実施

| | | |
|---|---|---|
| 0歳～4歳 | ツ反 | 陽性→再度ツ反　陽性→精密検査，予防投薬などの処置<br>　　　　　　　　　陰性→BCG接種<br>陰性→BCG接種 |
| 小学校1年生 | 定期検診 | |
| | ツ反 | 強陽性→精密検査<br>中等度陽性→医師が必要と認めれば精密検査<br>弱陽性→経過観察<br>陰性→BCG接種→　小学校2年生定期検診にて<br>　　　　　　　　　　　　　ツ反陰性→BCG接種<br>　　　　　　　　　　　　　ツ反陽性→経過観察 |
| 中学1年生 | 定期検診 | |
| | ツ反 | 強陽性→精密検査<br>中等度陽性→医師が必要と認めれば精密検査<br>弱陽性→経過観察<br>陰性→BCG接種→中学校2年定期検診にて<br>　　　　　　　　　　　　ツ反陰性→BCG接種<br>　　　　　　　　　　　　ツ反陽性→経過観察 |
| 高校1年生 | 定期検診 | 胸部X線写真→異常なら治療<br>　　結核の治癒所見あり→高校2年，3年に定期検診で<br>　　　　　　　　　　　　　　胸部X線写真撮る<br>　　発病の恐れのある生徒→高校2年，3年に定期検診<br>　　　　　　　　　　　　　　で胸部X線写真撮る |
| 大学1年生 | 定期検診 | 胸部X線写真→異常なら治療<br>　　発病の恐れのある者→6ヵ月後に胸部X線写真 |

☆正常の者でも大学1年以後は毎年定期検診で胸部X線写真撮る
☆高校生以後はツ反よりも定期検診では胸部X線写真でチェックする。

るにツ反陰性でも念のため1回目のツ反陰性者には2ヵ月後に，もう一度ツ反施行する。
☆1回目のツ反陰性者にすぐにBCG接種してはならない。後日，ツ反陽転しても感染によるものか，BCG接種によるものか判断できなくなる。
☆BCG接種によるツ反陽性は弱陽性から中程度陽性がほとんど。感染によるツ反陽性は強陽性が多い。しかしBCG接種の技術によりツ反の程度もばら

## 表25 指導区分

生活面よりみた指導区分
　A　要 休 業：業務あるいは学業を休む必要のあるもの。
　　　　　　⎧要　　入　　院：入院治療を必要とするもの。
　　　　　　⎩要在宅休業：自宅で休養する必要のあるもの。
　B　要 軽 業：業務または学業に制限を加える必要のあるもの。（勤労者では短縮勤務，軽業）への配置転換を行い，学生では体育を禁止する）
　C　要 注 意：業務，学業はほぼ平常どおり行ってよいが，激動，過労を禁ずる必要のあるもの。夜勤，残業，スポーツ等は避ける。
　D　正常生活：全く正常の生活を行って差支えないもの。

医療面よりみた指導区分
　1．要 医 療：医師による直接の医療行為を必要とするもの。
　2．要 観 察：医師による直接の医療行為は必要としないが，定期的な医師の観察指導を必要とするもの。
　3．観察不要：特に定期的な医師の観察指導を必要としないもの。

---

つきがある。つまり接触者と非接触者のBCG接種後のツ反を比較する必要のこともある。

☆ツ反強陽性者にはX線で異常なくても，予防投薬｛INH内服｝する。

　予防投薬は①ツ反の強さ，②前回のツ反との比較，③BCG接種歴，④BCG接種の技術｛集団で評価する｝，⑤結核患者との接触歴｛排菌患者との接触歴｝，⑥CRP，赤沈など炎症反応，⑦発熱，咳嗽，痰などの臨床症状，⑧結核の既往歴，⑨胸部写真の所見，などを考慮して総合的に判断する。
　しかしたとえば感染源となりうる母親から生まれた乳児には，たとえツ反陰性でも予防投薬することもありうる。何故ならツ反判定までに時間がかかり，母親から濃厚感染をうけ，感染している可能性があるので予防投与する。そしてツ反陰性ならそのまま投薬続行，ツ反陽性｛とくに中～強度陽性｝なら投薬中止する。しかし，これは医師により判断の異なる所である。

## J．結核の管理

結核は届出感染症である。
患者発生届：結核予防法〔結予〕22条，診断後2日以内にもよりの保健所長に届出
患者の入退院届：結予23条，入退院後7日以内
医療費，公費負申請の際の診断書：結予34条，35条
　いずれの場合もまずは健康保険を使用し，残りを公費や自己負担とする。

家庭訪問：25条
管理検診：24条の2
○入所命令期間
　① 菌陽性が疑われたら入所命令はとりあえず3ヵ月予定する。その後の菌検査が陰性と判明した時点で入所命令解除する。非定型抗酸菌と判明した時点で入所命令は解除する。
　② 再治療：糖尿病合併例，じん肺合併，INHまたはRFPに耐性などの場合1項目について入所命令を3ヵ月延長できる。
　③ 月1回の菌検査が4ヵ月陰性確認されるまでが入所命令の限度。

入所命令の対象と期間（厚生省保健医療局長通知。平成8年1月1日より）
○対象
　① 喀痰塗抹陽性肺結核患者
　② その他の菌陽性肺結核（その恐れのきわめて高い者）
　③ 喉頭結核で喀痰中菌陽性患者ら，感染性肺外結核
且つ
　④ 居住環境から同居者に感染させる恐れのあるもの

## 患者さんの負担は？

医療費，患者の負担と公費負担制度　　1995年7月より施行
　命令入所　35条所得税150万以下　　自己負担なし，つまり保険と公費

　　　　　　　所得税150万以上　　自己負担2万，他は保険と公費
　　　　　　　　一般治療　34条　　自己負担は医療費の5％
　　　　　　　　　　　　　　　　　他は保険と公費

# K．肺外結核

### 1．胸膜炎
### 1）胸水の検査

　まずは胸部X線単純写真｛正面，側面｝，次に胸部CTスキャンで胸水の量を把握する。またエコーで腹水の有無，心のう液の有無を確認。
　つぎに胸水を穿刺にて採取する。

　外観　　黄色→炎症性　　結核性胸膜炎｛結核では繊維素が多いためネバネバした性状｝
　　　　　　　　　　　　　結核性ではかなり濃い黄色となる
　　　　　　　　　　　　　癌性胸膜炎
　　　　　血性→癌性胸膜炎　癌性では最初黄色でも後に血性胸水となる。外傷性。
　　　　　透明→漏出液　　　低蛋白血症｛悪液質，癌末期，肝硬変，低栄養状態｝
　　　　　　　　　　　　　低蛋白ではさらさらした性状。無色に近い。
　　　　　白色，乳び状→フリラリァ症

### 2）胸水の検査

　　　滲出性か，漏出性か→比重，リバルタ反応，蛋白含有量，繊維素
　　　　　　　　　　細胞分画　リンパ球→結核性
　　　　　　　　　　　　　　　好中球　→一般細菌，膿胸
　　　　　　　　　　　　　　　好酸球　→肺吸虫，アレルギーの胸膜炎
　　　胸水細胞診で癌細胞なら癌性胸膜炎
　　　細菌検査　　結核菌→結核では菌検出は20％程度｛それも塗抹陰性，培養陽性で検出されることが多い｝

表 26 滲出液と漏出液の鑑別

|  | 滲 出 液 | 漏 出 液 |
|---|---|---|
| 比重 | 1.016 以上 | 1.015 以下 |
| リバルタ反応 | 陽性 | 陰性 |
| 蛋白量 | 3.0〜3.5 g/dl 以上 | 3.0 g/dl 以下 |
| 胸水蛋白/血清蛋白 | 0.5 以上 | 0.5 以下 |
| LDH〔胸水/血清〕 | 0.6 以上 | 0.6 以下 |
| コレステロール〔胸水/血清〕 | 0.3 以上 | 0.3 以下 |
| 繊維素 | 多い | 微量 |
| 細胞成分 | 好中球・リンパ球 | 中皮細胞・組織球 |
| 原因 | 炎症・腫瘍 | 低蛋白〔肝硬変.ネフローゼ.悪液質〕心不全 |

表 27 胸膜炎

| 漏出液 | うつ血性心不全 | |
|---|---|---|
| | 低蛋白による | 肝硬変，ネフローゼ症候群，低栄養，飢餓，悪液質，腎不全 |
| | 粘液水腫 | |
| | 肺梗塞　肺塞栓 | |
| | サルコイドージス | |
| | 卵巣腫瘍，Meigs 症候群 | |
| 滲出液 | 悪性腫瘍 | 原発性肺癌〔癌性胸膜炎〕，転移性肺癌，胸膜中皮腫 |
| | 感染症 | 結核性胸膜炎，AM 症，一般細菌，真菌，ウイルス，マイコプラズマ，寄生虫，肺吸虫，肺炎. |
| | 消化器 | 膵臓炎，横隔膜下膿瘍，肝膿瘍，横隔膜ヘルニア. |
| | 膠原病 | RA, SLE, PN, SD, MCTD, DM. |
| | 薬物 | |
| | 血胸 | 外傷，肺癌，肺梗塞，抗凝固療法，出血傾向，自然気胸， |
| | 乳び胸 | 悪性リンパ腫，フイラリア，縦隔炎，外傷. |
| | その他 | 心筋梗塞後症候群.<br>腹部外科手術. |

　　　　結核菌 PCR－法では結核菌検出は 30％以下。

　　　　結核性膿胸になると結核菌検出率は高率になる。

　　　　　　化膿菌→一般細菌による膿胸

虫卵　→肺吸虫

腫瘍マーカー：CEA，SCC，CYFRA，pro-GRP →癌性胸膜炎

ADA　→結核に特異的に上昇。50以上。結核では最初は低値でも経時的に上昇する。現時点ではADAが結核性か，非結核性の鑑別に有用である。

胸膜生検→結核性では陽性率50％で診断価値高い。癌性も診断価値高い。

## 3）結核性胸膜炎

☆胸水からの結核菌の検出は10〜20％ほど，結核菌のPCR法でもせいぜい30％ほど，つまり胸水からの菌の検出は少ない。確定診断には胸腔鏡による胸膜生検がよい。

☆胸膜炎は通常は一次結核に引き続いておこる。特に若年者の胸膜炎はほとんど一次結核に続発。中高年以上の胸膜炎は同時に二次結核の空洞などを合併する事も多い。若い人の胸膜炎は抗結核剤にて完治し，胸水は完全に吸収される。これに対し中高年以上の胸膜炎は完全に吸収しないで，残存し膿胸化することも多い。

☆一般に結核性胸膜炎の発症時の性状は，やや濃い黄色でややネバネバした感じがするが，これは繊維素の多いため。リバルタ反応陽性，比重1016以上いわゆる滲出液を呈する。ADAが上昇，50以上となる。このADAは最初は低値でも日を追うごとに結核性では値が上昇するので診断に有意である。

☆化学療法はINH，RFP，SM，EB，PZAなどが使用される。発熱などの炎症症状の強い時は少量のプレドニンを抗炎症作用，および後日の胸膜の癒着による肺機能低下防止目的で用いることもある。しかし胸膜炎でのステロイド使用は両刃の作用があり，賛否両論である。もし使用する時はプレドニン15 mg/日，ただし空洞などの二次結核を合併している場合は悪化するのでステロイドは用いない。

☆胸膜炎自体は通常は若い人では化学療法によく反応する。高齢者では吸収は悪いことも多く，黄色から乳白色の膿胸になることもまれではない。

☆時に結核性胸膜炎は胸水の結核菌陰性でも，きわめて多量で器械的持続吸引が必要なことがある。

☆結核性胸膜炎は完治しても，後日数年後，空洞などの二次結核を引き起こすことがあるので厳重に経過観察を要する。

☆結核性膿胸：一旦膿胸化すると完治はむずかしい。少量の膿胸であれば放置してもよい。日常生活も普通でよい。しかし多量の膿胸になり，発熱，胸部圧迫症状，呼吸苦，喀痰多量になると穿刺する。完全に排膿しなくてもある程度排膿すれば患者の症状は楽になる。多量の結核性膿胸は気管支に瘻孔を形成したり，胸壁に瘻孔形成し，自浄作用がおこる。観血的に開放にして手術しても膿胸は完治は困難である。著者は国立療養所で多くの膿胸患者に接してきたが，いかに結核性膿胸が難治性であるか痛感した。

4）胸膜炎｛胸水｝の鑑別

胸水の原因には種々の疾患がある。しかし臨床の場では下記の疾患が多い。

① 結核性胸膜炎

今日でも忘れてはいけない病気。若い元気な人が突然，胸膜炎に罹病したらほとんどが結核症である。若い人は一次結核に続発する。抗結核剤で容易に治る。結核に対しステロイドは禁忌である｛ステロイドは通常は結核を増悪させる｝。しかし発熱などの炎症所見の強い胸膜炎に少量のプレドニン $10〜15\,mg/日$，投与すると胸膜炎の治癒が促進される。これはステロイドの抗炎症作用および胸膜炎治癒後の胸膜の繊維化癒着による将来の肺機能障害を予防する目的，ステロイドの抗繊維化作用を目的として使用する。また結核性胸膜炎では胸水からの結核菌の検出は20〜30％ほどにすぎない。遺伝子操作による結核菌DNAのPCR法も40％以下である。十分な抗結核剤の投与下でステロイドは使用される事が必要である。

これに対し高齢の結核性胸膜炎は同時に空洞などの二次結核を合併している事が多い。このような場合はステロイドは空洞などを悪化させるので使用しない方がよい。また高齢者の結核性胸膜炎は完全には吸収されないで結核性膿胸を併発しやすい。これは患者の免疫力と関連がある。

胸水の外観は濃い黄色。液はややネバネバした性状。滲出液。リバルタ反応陽性。ADA＞50。膿胸化すれば外観は乳白色。牛乳様になる。

## ② 癌性胸膜炎

原発性肺癌の特殊型。癌性胸膜炎の形でくる。また転移性肺癌としての癌性胸膜炎の形としてくる事あり。臨床的には結核性胸膜炎と癌性胸膜炎の鑑別は一番困難である。

外観は黄色。癌が進行すると汚い外観。血性になる。また低栄養のため低比重の液になる。細胞診で癌細胞陽性となる。しかし癌性の胸膜炎でも陰性の事も実際には多い。

## ③ 低蛋白による胸膜炎

低蛋白の原因としては肝硬変，ネフローゼ型腎炎，低栄養状態，糖尿病性腎症，高齢による蛋白合成能低下，癌の悪液質などがある。

治療は原疾患の治療であるが，対症療法的なアルブミン製剤の投与が有効である。低蛋白による場合は低蛋白を改善させないと利尿剤効果が悪い。

胸水の外観は濃い黄色～ほとんど透明な外観となる。漏出液でリバルタ反応陰性，低比重液，さらさらした性状である。通常右胸廓から始まる。しかし量が多いと左にも溜まる。右胸水は鬱血性心不全も同じであり，これはリンパの関係で右から始まる。

## ④ 鬱血性心不全

心不全症状を伴い，胸水以外にも鬱血の所見を胸部 X 線上に認める。肺動脈平均圧 8 ～20 mmHg から鬱血が始まり，20～25 mmHg で血管陰影のボヤケ，さらに 30 mmHg 以上になると肺水腫となり，肺門のこうもり翼状陰影が認められる。心エコーにて心のう液の溜留を確認する。

治療は利尿剤，ジギタリス剤を投与する。また食塩の制限も必要である。

喀痰からは 28％未満，胸水からは 18％。しかも胸水からの結核菌はほとんどが培養塗抹陰性，培養陽性にて検出されている。これに PCR や MTD 法による結核菌検出を併用すると，もう少し陽性率は上がるが，せいぜい 30％未満である。

次に胸膜生検では 50％前後の効率で診断される。現在では胸膜生検が一番陽性率が高い。また気管支鏡 TBLB による結核肉芽の検出も考慮される。

しかし上記の検査しても 50％は確定診断はつかない。つまり治療による治療診断，つまり抗結核剤を使用しながら胸水の減少をみる。また再度の胸

表28 胸膜炎の考察　　1990～1999年　愛北病院　著者症例胸膜炎　20例

|  | 喀痰結核菌 | 胸水結核菌 | 胸水ADAの最高値平均 | 膿胸化 |
|---|---|---|---|---|
| 胸膜炎のみ 5例 | 培養1例 | 培養1例 | 80～121<br>平均97.6 | なし |
| 二次結核を合併した胸膜炎 15例 | 菌陽性9例 | 塗抹2例<br>培養2例 | 52～157<br>平均93.8 | 4例<br>　2例吸収化<br>　1例頑固な膿胸化後，呼吸不全死<br>　1例胸壁瘻孔形成にてドレナージ |
|  |  |  | 20例のADAは52～157<br>20例の平均94<br>胸水ADA 50以上なら結核性胸膜炎と診断して可 | 胸水は20例全例，滲出性胸水 |

水検査して経過観察せざるをえないのが実際のところである。

　また胸水は結核性胸膜炎ではほぼ全例が炎症性。外観は濃い黄色，ややネバネバしている。著者の経験ではこのネバネバした感触，濃い黄色の外観は結核に特異的である。

　おなじ滲出性でも結核性以外の他の滲出性胸水とは少し違う感じがする。あくまでも経験論ではあるが。

　滲出性であるから比重1.018以上，胸膜蛋白4 g/dl以上，胸水蛋白/血清蛋白比0.5以上，LDH 200 IU/L以上，胸水コレステロール55 mg/dl以上，胸水コレステロール/血清コレステロール0.3以上，胸水細胞はリンパ球優位である。胸水の糖は結核性，癌性胸水でもほぼ変わりなかった。
胸水の酵素ADA {adenosine deaminase} は結核性胸水では優位に上昇。また胸水の酵素ADAは経時的上昇する。つまり最初の胸水では上昇なくても2回目，3回目になるごとに胸水ADA値は上昇する。つまりADA 50 U/L以上になればほぼ結核性胸膜炎を疑ってよい。

**表29 結核性胸膜炎 愛北病院 1990〜1999年 著者20例**
症例1〜5は胸膜炎のみ 症例6〜20は二次結核と合併した胸膜炎
{20例とも胸水は滲出液 リバルタ反応20例とも陽性}

| 症例 | 性 | 歳 | 病型 | 結核菌{喀痰} 塗抹 | 培養 | 結核菌{胸水} 塗抹 | 培養 | 胸水のADAの最高値 | 経過 |
|---|---|---|---|---|---|---|---|---|---|
| 1 | 女 | 44 | lpl |  | + | − | + | 97 | 改善 |
| 2 | 女 | 25 | rpl |  | − | − | − | 80 | 〃 |
| 3 | 女 | 31 | rpl |  | − | − | − | 110 | 〃 |
| 4 | 男 | 77 | rpl |  | − | − | − | 74 | 〃 |
| 5 | 男 | 81 | rpl |  | − | − | − | 121 | 〃 |
| 6 | 男 | 67 | rpl | rⅡ1 |  |  |  | 127 | 〃 |
| 7 | 男 | 64 | lpl | lⅡ2 | − |  |  | 55 | 〃 |
| 8 | 男 | 48 | rpl | bⅡ2 |  |  |  | 99 | 〃 |
| 9 | 男 | 51 | rpl | bⅡ2 | G 2 |  |  | 149 | 〃 |
| 10 | 男 | 62 | rpl | rⅡ2 | G 2 |  |  | 80 | 〃 |
| 11 | 男 | 76 | lpl | rⅢ1 | − |  |  | 62 | 〃 |
| 12 | 男 | 60 | lpl | lⅡ2 | G 3 |  |  | 82 | 〃 |
| 13 | 男 | 32 | lpl | rⅡ1 | G 4 |  |  | 74 | 〃 |
| 14 | 男 | 60 | rpl | rⅡ1 | − |  |  | 57 | 〃 |
| 15 | 男 | 58 | rpl | rⅡ1 |  |  |  | 114 | 〃 |
| 16 | 男 | 70 | lpl | rⅡ2 | − | + | − | 109 | 〃 |
| 17 | 男 | 71 | lpl | rⅡ2 | G 2 |  | G 2 | 103 | 膿胸化→死亡 |
| 18 | 男 | 66 | rpl | rⅡ2 | − | + | − | + | 157 | 膿胸化→改善 |
| 19 | 男 | 70 | lpl | lⅡ2 | G 4 |  | G 2 | 52 | 膿胸化→手術 |
| 20 | 男 | 63 | rpl | bⅡ2 | G 3 |  | − + | 121 | 膿胸化→改善 |

症例3 初診時妊娠6ヵ月，INH，EBにて改善，無事男児出産
症例16 B型肝炎肝硬変に胸膜炎併発，腹水なし，食道静脈瘤破裂
　　　喀痰PCR陽性，胸水PCR陽性，喀痰小川法培養陽性
症例17 膿胸化して胸膜把厚著明，膿胸改善困難，6年後に呼吸不全にて死亡
症例19 膿胸化して改善後，再発し胸壁に瘻孔形成してドレナージ手術施行


　元来結核性胸膜炎は青年層に多く，一次結核の初期結核症の形でくることが多かった。しかし現在は高齢者の二次結核の空洞形成と同時に認められることが多い。また高齢者では，二次結核のない単なる胸膜炎の形でくることもしばしばであり，このような例では癌性胸膜炎との鑑別が困難，または難

渋することがしばしばである。

## 2．粟粒結核

　結核菌が血行性に移行して起こる。初感染に続く早期蔓延と二次型成人結核に続く晩期蔓延型がある。またどちらも他の血行性の結核病変，たとえば結核性髄膜炎を合併することも多い。粟粒結核は両肺の血行散布による粟粒状の陰影である。

　粟粒陰影は初期は微細な陰影であるが進行すると粟粒結節は大きく，互いに融合する。二次型成人の晩期蔓延型は空洞を伴うこともある。

　粟粒結核は従来は初感染結核に続く早期蔓延型が多くなった。

症状　　発熱はほとんどの例で認められ高熱を呈する事が多い。発熱と供に咳嗽，食欲不振，倦怠感，喀痰，体重減少，頭痛，息切れ，意識障害，悪心・嘔吐などを呈する。

検査　　赤沈促進，CRP陽性，肝機能障害，ツ反はアレルギーのためか陰性，弱陽性がむしろ多い。

胸部写真　粟粒陰影が肺野全域に進行した粟粒結核では粟粒の粒状が大きくなり，癒合して結節状になる。また空洞を伴うことも多い。胸膜炎，浸潤影，肺門リンパ腫大などが認められる。ARDSを合併すればスリガラス状の浸潤影を呈する。

診断　　結核菌の証明は粟粒結核は血行性なので喀痰からの検出率低い。ただし空洞などが合併していれば結核菌の検出は比較的容易である。胸水，脊髄液，骨髄穿刺液，リンパ節穿刺液からの菌検出も試みられる。

　　　　次に組織診断では骨髄穿刺液｛凝固組織診｝が検査も容易で患者の負担も比較的軽く，検出率も高い。肝生検，肺生検，リンパ節生検も試みられる。

　　　　胸部写真の粟粒陰影：画像的には肺のびまん性，散布性陰影をきたす疾患と鑑別診断する必要がある。

　　　　ツ反：ツ反は陰性が30％ほど

|      | 喀痰結核菌：陽性率は20％ほど。とくに初感染結核に付随する型では陽性率低い。喀痰以外にも胃液，便，脊髄液，尿からの結核菌の検出。組織生検，肝臓，骨髄，最近では骨髄の生検が乾酪巣の検出率高い。
眼底検査での結核結節｛円い境界不鮮明な斑紋影｝
気管支鏡による経気管支的肺生検TBLBおよび気管支鏡洗浄液の菌培養。検体はPCR，MTDなどを併用する。特に喀痰以外の材料は遺伝子操作法が検出率は高い。 |
| :--- | :--- |
| 治療 | INH，SM，RFP，PZA，EBなどA～Bランクの抗結核剤が投与される。SMなどは通常の結核では週2回投与であるが，中等症以上の粟粒結核では週3回，週4回投与も考慮される。また意識障害で内服不能例ではINHの静注，INH，RFP，EBの鼻管からの投与も考慮される。
抗結核剤投与と同時に栄養状態の改善，糖尿病などの合併症の治療も考慮する。 |
| 予後 | 抗結核剤投与により85％は治癒する。診断が遅れ，治療開始が遅れた場合，ARDS，DICなどが合併した場合の予後は良くない。また中枢神経結核では意識障害などの重篤な後遺症を残すこともある。 |

## 1）粟粒結核の症例

愛北病院で1995年～1999年で粟粒結核と診断できた4例に付いて述べる。

症例1　男　31歳　病型：bⅡ3，rPL，両肺粟粒陰影，左上葉に小空洞，左胸膜炎

ツ反：弱陽性，11×8，赤沈：1h値，37mm

発熱38℃前後。咳，痰著明。頭痛あり。意識：正

痰結核菌：入院時塗抹陽性。入院2ヵ月目G4号，以後陰性。

結核性髄膜炎合併，細胞数1040/3，初圧200mmH$_2$O，脊髄液3回検査するも3回とも結核菌陰性。

治療　SM，INH，RFP，PZA 使用。
　　　　PZA，RFP 不完全耐性。EB，SM，INH は感性。
軽度の頭痛あるも咳，痰もほとんどなく元気になる。
経過：8ヵ月間入院し退院。退院後2ヵ月間通院。その後帰郷。

症例2　男　70歳　病型：b II 3，両肺粟粒陰影，右上葉に小空洞
ツ反：陽性，18×12/24×20，赤沈：1h値，7 mm
翌月赤沈：1h値，44 mm
発熱は当院入院2ヵ月前から38°C前後。他院では診断困難であったが，当院入院5日前に喀痰結核菌G1号にて当院紹介され入院。
痰結核菌：入院月，塗抹陰性，培養陰性。以後排菌なし。
入院日に骨髄生検｛凝固組織診｝にて結核性肉芽。乾酪巣陽性。5年前不整脈にてペースメーカー挿入。
意識障害あり。四肢麻痺はないが，歩行不能。頭部CTは軽度の脳萎縮のみで脳出血なし。脳梗塞も不明。中枢神経結核合併が考えられた。頭部CT，3回ともほぼ同じ所見。脊髄液検査施行せず。
治療：SM，INH，RFP にて発熱徐々に改善。
　　　　INH，RFP，SM に全て感性。
　　　　食欲低下にて IVH 施行。その後食欲も改善する。
　　　　グリセオール，脳代謝改善剤も投与。
意識レベルも改善するが歩行独歩困難。
胸部粟粒陰影はまだ粟粒陰影著明なるも3ヵ月入院して退院となる。意識障害，歩行障害は脳血管障害よりも中枢神経結核合併のためと考えられる。特に発症から治療開始まで丸2ヵ月以上経過し診断，治療の遅れが中枢神経系結核の改善を遅らせている可能性あり。

症例3　男　59歳　病型：bⅢ3，空洞なし。3年前と今年膀胱腫瘍の手術受ける。
　　　　　　　　　ツ反：陰性，0×0，赤沈：1h値，44 mm
　　　　　　　　　発熱38〜39℃。化学療法後5日後平熱となる。
　　　　　　　　　痰結核菌：常に陰性。入院時の骨髄生検｛凝固組織診｝にて結核性乾酪巣あり。入院11日目の肝生検では慢性肝炎の所見のみ。
　　　　　　　　　治療：INH，SM，RFP 治療後5日で平熱。
　　　　　　　　　　　　治療2週後の胸部写真で粟粒陰影かなり吸収。2ヵ月後では粟粒陰影消失。
　　　　　　　　　軽度の頭痛あるも頭部CT，頭部MRIは正常。
　　　　　　　　　35日入院して退院となる。骨髄生検による粟粒結核の早期診断が早期治療開始となり経過はきわめて良好となる。

症例4　女　81歳　病型：bⅡ3，両肺全野の粟粒陰影，両上葉に小空洞合併粟粒陰影は結節状の癒合化が著明に認められた。
　　　　　　　　　変形脊椎症にて入院中発熱39℃前後の高熱続き胸部写真で粟粒陰影，喀痰結核菌陽性G6号にて当院転院となる。
　　　　　　　　　ツ反：陰性，5×6 mm　赤沈：1h値，93 mm，CRP＋14　喀痰結核菌塗抹陽性G4号
　　　　　　　　　入院時骨髄生検｛凝固組織診｝にてラングハンス巨細胞伴う結核性肉芽検出。SM，INH，RFPにて高熱は微熱となる。咳，痰，呼吸苦などの呼吸症状も改善した。意識も清明であった。都合で自宅近くの病院に転院したが，その後の経過も良好であった。

考察　確定診断には結核菌検出，または病理組織にて結核性肉芽の証明である。結核菌検出は空洞など合併していれば比較的容易であるが，粟粒陰影のみでは喀痰の菌陽性率は低い。この場合生検が有効である。特に骨髄の凝固組織診は患者に負担少なく，早期診断に有効である。

診断が遅れると粟粒陰影は癒合して治療にても消失しない事が多い。予後は治療早期に行われた場合は良好である。しかし治療開始遅れれば呼吸不全や中枢神経結核などが合併すれば社会復帰困難となる。

3．気管支結核

　肺野病変は乏しい。軽度の肺野病変。気管支瘢痕狭窄による無気肺。
　症状は慢性の頑固な咳，気管支の狭窄による喘鳴，嗄声，呼吸困難，気管支

表30　気管支鏡所見分類[20]

①小野分類（1952年）
　　第1型　充血浮腫型
　　第2型　浸潤増殖型
　　第3型　潰瘍肉芽型
　　第4型　瘢痕狭窄型

②荒井分類（1989年）
　　1．粘膜発赤肥厚型
　　2．粘膜内結節型
　　3．潰瘍（白苔）型　　a．表在性潰瘍型
　　　　　　　　　　　　b．隆起性（肉芽性）潰瘍型
　　4．肉芽型　　　　　　a．結節隆起型肉芽型
　　　　　　　　　　　　b．ポリープ状肉芽型
　　5．瘢痕型　　　　　　a．瘢痕非狭窄型
　　　　　　　　　　　　b．瘢痕狭窄型

③小松分類（1989年）
　　Ⅰ．粘膜下主体型　　Ⅰa．粘膜下結節型
　　　　　　　　　　　Ⅰb．壁外膨隆型
　　Ⅱ．粘膜主体型　　　Ⅱa．潰瘍型
　　　　　　　　　　　Ⅱb．結節隆起型
　　　　　　　　　　　Ⅱc．ポリープ型
　　Ⅲ．瘢痕型　　　　　Ⅲa．瘢痕非狭窄型
　　　　　　　　　　　Ⅲb．瘢痕狭窄型
　　L　リンパ節穿孔型

表 31　気管支結核症の重症度[20]

| 1）病変部位 | 点 | 2）気管支の横断面的広がり | 点 |
|---|---|---|---|
| 気管 | 20 | 全周性病変 | 5 |
| 主気管支 | 15 | 全周の 1/2 以上の広がり | 3 |
| 右中幹支 | 10 | 全周の 1/2 以下の広がり | 1 |
| 葉気管支 | 5 | | |
| 区域支 | 1 | | |

1）と 2）の積の最大点が
　　100　　　最重症　　緊急の気道確保を考慮する。
　　60 以上　重　症　　化学療法中，毎月 1 回気管支鏡にて経過観察，十分な化学療法後，外科治療も考慮する。
　　15 以上　中等度　　化学療法中，2 ヵ月 1 回気管支鏡にて経過観察，十分な化学療法後，外科治療も考慮する。
　　15 未満　軽　症　　化学療法終了前に気管支鏡検査を行う。

※なお，後遺症の推定，外科治療の術式決定のため，化学療法終了前に気管支造影を行う。


粘膜の潰瘍による血痰，粘稠な喀痰。
排菌多い。慢性排菌者となる。
女性に圧倒的に多い。主気管支狭窄は左に多い。
気管支鏡所見は気管支粘膜の浮腫，発赤，潰瘍｛白苔｝結節，肉芽，瘢痕，狭窄など。
気管支の瘢痕肉芽形成。乾酪物質の気管支内腔に貯留して器質化→無気肺

診断　　　咳などの症状が肺野陰影の軽度なわりには強い。排菌が肺野病変の軽度なわりに持続。喘鳴，血痰などが肺野病変の軽度のわりには強いときは気管支結核を疑う。気管支鏡による確定診断。
治療　　　化学療法。ただし治癒による気管支の瘢痕狭窄をきたす事あり。
　　　　　最近では気管支結核には内科的には
　　　　　① 適切な抗結核剤の全身投与
　　　　　② ステロイド全身投与

③ 吸入療法　　INH 吸入療法
　　　　　　　SM とステロイドの併用吸入療法

気管支狭窄には非観血的にはバルーン拡張法，レーザー焼却，ステント留置
　　　　　観血的には気管，気管支形成術，気道再建術

## 4．結核性髄膜炎[21]

　毎年，全年齢で190人前後，小児の比率は5％ほどで20歳以上の成人が95％である。60歳以上36％で全体の1/3を占める。つまり成人，老人の肺結核，また晩期蔓延型で血行性に粟粒結核を起こし，同時に脊髄膜炎を合併する。

　しかし肺結核のない結核性髄膜炎も約半数ある。悪性腫瘍，膠原病，血液疾患，ステロイド使用人工透析などの免疫不全により肺結核，粟粒結核，髄膜炎をきたすことが多い。

　20歳以下の小児では毎年30人未満，0歳から4歳までと，15歳から19歳に発生のピークあり。特に4歳までには粟粒結核と合併する例が多い。
小児では肺結核の合併は84％，小児の骨髄炎の50％は粟粒結核と合併している。

診断　　頭痛，嘔吐，発熱，全身倦怠，食欲不振など，髄膜刺激症状，頸部硬直，水頭症による脳圧亢進症状，脳浮腫による意識障害，視力障害，眼球運動障害，片麻痺，不随運動，痙攣，脊髄症状，下肢痛，下肢の知覚障害，膀胱直腸障害，対麻痺

頭部 CT・脳 MRI：水頭症，脳底部髄膜の肥厚と造影剤による増強効果，脳梗塞，脳浮腫，脳内結核腫などの所見

脊髄液検査：脳圧上昇。細胞数増加。主としてリンパ球。初期は好中球優位なこともあるが病状進展とともにリンパ球優位となる。
　　　　　　糖低下 40 mg/dl 以下，血糖との比は50％以下，蛋白増加 100〜500 mg/dl
　　　　　　脊髄液の結核菌，塗抹で25％陽性，PCR 法ではやや陽性率向上，培養で40〜50％陽性率，脊髄液 ADA 陽性

治療　　　抗結核剤：脊髄液への移行は INH, PZA, TH がよい。しかし抗菌力から INH, RFP を主体に使用する。EB また SM は脊髄液への移行は不良。ただし結核性髄膜炎のような病的状態では血液脳関門 BBB への移行は良いといわれる。SM は筋注で使用。脊髄腔への注入はしない。

　　　　　化学療法の期間は定説ないが 9〜12ヵ月ぐらいであろう。

　　　　　ステロイドは消炎作用、脳浮腫低下の目的で使用も考慮されるが、元来結核にはステロイドで増悪されるのでステロイド使用は賛否両論である。

　　　　　水頭症には脳室ドレナージなどの外科的処置も考慮される。

予後　　死亡率は 27〜35%。小児は死亡率高い。後遺症を残すものは 17〜23%。診断が遅れると死亡率は高くなる。早期診断、早期治療が大切である。

## 5．リンパ節結核

肺外結核では一番多い。肺外結核の 1/3 強。リンパ節結核は頸部が 6 割。通常は初感染結核に続いて発症、肺門リンパ、縦隔リンパを浸潤して頸部リンパに移行。

リンパ節炎の型：リンパ腫脹型、潰瘍形成型、浸潤型、潰瘍瘻孔形成型　硬化型

リンパ節は初期は痛みなし。弾性で硬い。可動あり。その後癒着し可動消失。その後自発痛、圧痛、周囲皮下組織に炎症波及。硬化し増大、癒合、腺塊、潰瘍、瘻孔、自壊

診断　　　生検：穿刺吸引細胞診にて結核性肉芽腫
　　　　　　超音波にて腫大したリンパを認める。またエコー下生検施行。
　　　　　　リンパ分泌物やリンパ組織片の抗酸菌培養、特に抗酸菌の PCR 法

## K. 肺外結核

表32 愛北病院での1995年〜1999年の5年間のリンパ節結核の6症例（全例頸部リンパ節結核）

| 症例 | 性/年齢 | リンパ節 | リンパ節結核菌 従来法 | リンパ節結核菌 PCR | リンパ節組織診断 | 肺病変 X-P | 痰 従来法 | 痰 PCR | ツ反 | 赤沈 1時間値/2時間値 | 治療 | 予後 |
|---|---|---|---|---|---|---|---|---|---|---|---|---|
| 1 | 男 85歳 | 潰瘍型 | | | | rV 1 | − | | 13×強陽性 74 | 59 / 94 | INH RFP | 2ヵ月で消失 |
| 2 | 男 42 | 潰瘍型 一部自壊 | 培養＋ | − | 結核性肉芽＋ | IPL | 胸水 | 胸水 | 15×7強陽性 50×35 | 27 / 38 | INH RFP SM, EB | 縮小 ドレナージ要 |
| 3 | 女 42 | 潰瘍 一部自壊 | − | ＋ | | I III 1 | − | − | 0×0強陽性 30×24 | 33 / 67 | INH RFP SM, PZA | 再発、難治性 |
| 4 | 女 93 | 腫瘍 一部自壊 | 培養＋ | − | 結核性肉芽＋ | 肺野 正常 | − | − | 0陽性 23 | 92 / 131 | INH RFP, EB | 縮小 |
| 5 | 男 19 | 腫瘍 | − | ＋ | | r III 1 | 培養＋ | − | 30×20強陽性 100×50 | 9 / 30 | INH RFP SM | 縮小 |
| 6 | 男 48 | 腫瘍 自壊 | ＋塗抹 | ＋ | 結核性肉芽＋ 抗酸菌染色で 結核菌＋ | 肺野 正常 | − | − | 5×6強陽性 35×23 | 69 / 115 | INH RFP SM, EB | 難治性 ドレナージ要 |

は陽性率高い。
画像診断：CTでの乾酪巣の低吸収域の所見。辺縁不規則で多房所見。

治療　　化学療法
局所が潰瘍化していればイソジンでの洗浄。
膿瘍化していればドレナージ
手術は巨大腫瘍形成，潰瘍瘻孔形成すれば手術適応。


## 頸部リンパ節結核の6例の考察

1　検査結果：ツ反：全例陽性，そのうち強陽性4例，中等度陽性2例
　　　　　　　赤沈：4例は促進，2例はやや促進
　　　　　　　局所リンパ節からの結核菌検出。施行5例中5例とも陽性。
　　　　　　　PCR法は従来法に比べ陽性率は特に高くなかった。
2　肺野病変6例中活動性病変は3例，陳旧性1例，正常は2例であった。
3　リンパ節は始めから潰瘍型1例，腫瘍型5例。腫瘍型5例中4例は自壊した。

　　自壊4例中2例はドレナージを要した。生検時に腫瘍が自壊し，難治性となりドレナージを要する引き金となる事もあるのでリンパ節生検時に注意が必要である。

　基礎疾患は6例とも，特に認められなかったが，症例2はアルコール多飲者で服薬中断。

4　治療：全例にINH，RFP使用，SM併用4例，EB併用3例，PZA併用1例，ドレナージなどの外科的治療は2例に要した。
5　予後：高齢者2例は比較的早期に改善縮小。40代の3例は比較的難治療性で治療に抵抗した。つまり中年のリンパ節炎は炎症症状強く再発，治療抵抗性であった。


## 6．骨，関節結核

整形外科での治療を要する。

## 7．尿路結核

いわゆる無菌性膿尿となる。尿の結核菌検出を要する。また泌尿科医の治療を要する。

## 8．腸結核

結核菌は胃液，腸液では死滅しない。腸に結核病変をきたす。右結腸，回腸に好発する。回盲弁から離れるほど，頻度は少なくなる。直腸はまれ。

潰瘍形成し，区域性に起こる。飛び越し skip 状にくる。潰瘍は多発し，瘢痕化。粘膜萎縮する。敷き石状病変 cobblestone はつくらない。

小腸の帯状潰瘍瘢痕化による輪状の狭窄あり。狭窄は短い。潰瘍は帯状，地図状，輪状，瘻孔まれ，裂溝まれ。

## 9．結核性心包炎

通常は慢性の経過で来る。症状は静脈圧上昇による肝腫大，浮腫，腹水，静脈怒張などの右心不全，右室拡張不全の症状，心膜ノック音，奇脈，血圧低下，低蛋白をきたす。心音は拡張早期クリック。

胸部写真は心拡大は軽度。心膜石灰化｛心臓前面，横隔膜面｝，心エコーでは心膜エコー強度増加，幅広い心膜エコー，左室後壁の拡張期平坦像，心室中隔奇異運動，M弁尖のDDR低下，心電図は低電位，ST-T低下，陰性T，右軸変位が認められる。

鑑別診断：悪性腫瘍の心膜転移，リウマチ性心膜炎，膠原病，ウイルス性，拘束型心筋症，アミロイドーシスなどの代謝異常疾患，放射線照射後，外傷性，細菌感染など。漏出性としてネフローゼ，粘液水腫，低栄養状態，癌の悪液質などがある。

治療：抗結核剤，対症療法的には右心不全に利尿剤などを使用。心膜の強度の石灰化による拡張障害には心膜切開術施行。

# L．小児結核

患者数は全国的には1996年肺結核新患4万人中，全国の小児結核新患約

800人。小児結核約800人中，0〜9歳約200人　9〜19歳約600人。
横浜市大小児科横田俊平氏らの報告では1975〜1994年間で小児結核の入院例89例を解析した[22]。
小児結核全体では軽症型の初期変化群が46例，そのうち肺門リンパ腫脹型は22例，安定非空洞型III型は24例であった。
次いで重症結核18例｛結核性髄膜炎13例．粟粒結核3例．骨間接結核2例｝で全体の約1/5。胸膜炎14例，慢性肺結核6例，結核性リンパ節炎5例，胸膜炎と腸結核重複例1例であった。
3歳以下が50例で約半数，1歳未満が22例で約1/4，3歳以下は上記の重症結核が16例で約1/3。
感染源判明55例，このうち両親からの感染発病は46例で家族内感染が多い。小児結核の2/3は家族内感染が多い。
BCG接種率は0〜3歳では14％と低かった｛12〜15歳児では87％｝。菌検出は塗抹陽性15例，培養陽性を含め検出は38例と全体の40％程度。

## 結語

① 家族内感染：父母，祖父ら，同居家族内感染多い。診断には家族歴の調査大切。家族に結核いれば小児も検診要。逆に小児に結核あれば父母，祖母も検診要。
② 胸部写真の異常少ない｛空洞などの二次結核が少ないため｝。CTスキャンが有効。
③ 血液検査：白血球，CRP，赤沈の炎症反応の異常少ない｛異常30〜40％｝。
④ 結核菌検出は喀痰採りにくい。胃液の結核菌検出試みる。
⑤ 症状は不定症状：大人のように咳，疲労，体重減少などは少なく，発熱のみが唯の症状のことがある。
⑥ 画像診断では胸部単純X線写真は異常ないことが多く，胸部CTスキャンが有効。
⑦ 診断にはツ反：検診でのツ反で発見される事も多い｛乳幼児，小1，中1｝。

初期変化群，慢性肺結核，胸膜炎，リンパ節炎ではツ反は 30 mm 以上の強陽性であり，診断の根拠になった。しかし重症結核の粟粒結核，髄膜炎ではアレルギーによりツ反は必ずしも強陽性ではなかった。

⑧ 小児結核は重症の一次結核｛結核性髄膜炎，粟粒結核｝が多い。全国的には結核性髄膜炎で 10 人。

⑨ 予防には BCG 接種有効｛ツ反陰性者には BCG 接種による能動免疫｝。治療は INH，RFP，SM。予防投与はツ反強陽性者に INH 単独投与。

羽曳野病院の豊島，高松ら[23]によれば，小児結核 133 人中，初感染型 71 名中 25％，二次慢性結核 62 名中 48％に排菌認めた。小児でも喀痰，胃液の結核菌検査を怠ってはならない。

治療は INH，RFP を 6 ヵ月に PZA を初回に 2 ヵ月間服用。ただし粟粒結核，結核性髄膜炎ではさらに SM の注射が必要である。

肺結核　　　→ INH，RFP，PZA の 3 者を 2 ヵ月，さらに INH，RFP を 4 ヵ月。

粟粒結核　　→ INH，RFP，SM を 3 ヵ月，さらに INH，RFP を 3 ヵ月，最後に INH を 3 ヵ月，計 9 ヵ月間治療する。

結核性髄膜炎→ INH，RFP，SM，PZA を 2 ヵ月間，その後 INH，RFP を 10 ヵ月間，計 12 ヵ月間の治療となる。

投与量は　INH　　10 mg/kg/day　　分 1
　　　　　RFP　　10 mg/kg/day　　分 1
　　　　　PZA　　30 mg/kg/day　　分 2

## M．合併症のある結核

### 1．糖尿病と肺結核

糖尿病と肺結核の合併することは多い。

糖尿病は易感染性になるので，結核治療には糖尿病のコントロールが第一

である。
　しかし消耗の激しい中〜重症の肺結核は，初期はあまり厳格な食事制限はしないほうがよい。通常の糖尿病は標準体重あたり 30〜31 Kcal となる。しかし消耗の激しい結核ではもう少し標準体重当たりのカロリーを増やし，32〜33 Kcal ぐらいにする。そしてある程度体力が回復すれば標準体重当たり 30〜31 Kcal にする。血糖降下剤でコントロール不能ならインシュリン使用。しかし結核感染合併している時は無理に血糖降下剤でコントロールするよりも，なるべくインシュリン使用したほうがよい。
　EB は糖尿病の人で網膜症合併していると使用しない。通常糖尿病の人に網膜症の合併なくても EB は使用しない。
　糖尿病は重症，肺結核も重症でも著者の経験から述べると糖尿病の適切なコントロール，結核の強力な化学療法すると，排菌も止まり，結核病巣も改善する。喀痰からの排菌も治療開始から 1 ヵ月以内，重症結核でも長くても 3 ヵ月以内で止まる。感受性菌による肺結核は，たとえ重症肺結核と重症糖尿病の合併例でも，肺結核の治癒はよい。
　化学療法は INH，RFP，SM，PZA 使用する。SM は中等症以上の肺結核には使用すべきである。
　化学療法の期間は標準短期強化の期間，つまり長くても 1 年以内で十分である。しかし重症の糖尿病に重症の肺結核が合併した時は，3 ヵ月ほど余分に服用することもある。
　再発も重症糖尿病と重症肺結核の合併症でも以外と少ない。化学療法終了後も糖尿病コントロールが再発予防では大切である。
　感受性菌による肺結核は，たとえ重症糖尿病合併しても，ほとんどの症例で排菌は 1〜2 ヵ月で止まる。

1990 年〜1999 年間の著者の肺結核と糖尿病合併の入院主治医での症例は 39 例で，退院時にインシュリンの必要者 10 人，経口剤服用 17 人，食事療法のみ 12 人であった。
　インシュリン必要 10 人の内容を表 33 に示す。

## M．合併症のある結核

表33　インシュリン治療糖尿病を伴った肺結核例

|   | 歳 | 排菌期間 | 肺結核病型 | 菌 感 受 性 | | | インシュリン |
|---|---|---|---|---|---|---|---|
|   |   |   | 初診時 | INH | RFP | SM | 1日量{退院時} |
| 1 | 男38 | 止まらず | b I 3 | 耐性 | 耐性 | 耐性 | 22単位 |
| 2 | 男51 | 止まらず | b I 3 | 耐性 | 耐性 | 不完全 | 34 |
| 3 | 男36 | 2ヵ月その後時々排菌 | b II 2 | 不完全 | 耐性 | 不完全 | 20 |
| 4 | 女30 | 1ヵ月 | r II 2 | 不完全 | 不完全 | 不完全 | 50 |
| 5 | 女48 | 2ヵ月 | b II 2 | 感性 | 感性 | 感性 | 24 |
| 6 | 男48 | 2ヵ月 | b II 2 | 感性 | 不完全 | 感性 | 40 |
| 7 | 女26 | 3ヵ月 | l II 2 | 感性 | 不完全 | 不完全 | 26 |
| 8 | 女52 | 2ヵ月 | r II 2 | 不完全 | 不完全 | 感性 | 24 |
| 9 | 男79 | 3ヵ月 | r II 2 | 耐性 | 不完全 | 感性 | 20 |
| 10 | 男73 | 1ヵ月 | r III 1 | 感性 | 感性 | 感性 | 20 |

　以上のことより，耐性菌による肺結核は排菌は止まりにくい。また肺結核が重症例｛病型 b I 3｝では排菌は止まらない。

　排菌の止まらない2例中，症例2は膵臓1/2摘出，右腎臓摘出，胃全摘出の既往があり，慢性アルコール中毒の人であつた。症例1の排菌が止まらない例は，B型肝炎キャリャーで，肺結核による原病死であった。症例9は皮膚癌の肺転移で死亡。

　退院時，経口剤服用は17人。17人全員が排菌は止まった。最短1ヵ月，最長4ヵ月，つまり平均2ヵ月で排菌は止まっている。

　退院時食事療法のみは12人。排菌期間は1ヵ月から6ヵ月。全員排菌は止まった。平均1.66ヵ月で止まった。

　以上のことより，肺結核と糖尿病合併例では，糖尿病のコントロールが大切であり，たとえ耐性菌による肺結核であっても菌の止まるまでの時間はかかるが，特別の例を除いては3ヵ月以内には排菌も止まり，病巣も改善している。

また感受性菌による肺結核に，糖尿病が合併した場合，糖尿病のコントロールは良くなくても排菌は早く止まる。

## 2．肺結核とC型肝炎

C型肝炎病期診断は生化学検査，CT，エコー画像診断による。肝生検は施行していない。

肺結核とC型肝炎｛活動型，前肝硬変期，肝硬変代償期｝の合併例では排菌が止まるまで平均3.68ヵ月を要している。7例全例にRFP使用。ただし使用量は300 mg/日に減量する例もあった。RFP使用による肝機能障害は7例とも認められなかった。

たとえ肝硬変でもAランクの抗結核剤であるRFPは使用してよい。ただし減量して使用する。またSMも全例使用した。Aランクで肝障害のないSMは結核と肝硬変の合併例には，できるだけ使用したほうがよい。INHもAランクの薬で抗結核剤の要となり，INHによる肝臓障害もなかった。EBもBランクの薬であるが，肝障害は少ない薬であるので使用してよい。PZAは肝障害が強い。しかもRFPも使用すると肝機能の影響

表34　C型肝炎を伴った肺結核例（7例）（愛北病院 1992～1999 年）

| 症例 | 性 | 歳 | 結核病型 | 排菌期間 | C型肝炎の病期 | 感 受 性 | | |
|---|---|---|---|---|---|---|---|---|
| | | | | | | INH | RFP | SM |
| 1 | 男 | 64 | bⅡ2 | 4ヵ月 | 前肝硬変期 | 感性 | 不完全 | 感性 |
| 2 | 男 | 68 | bⅡ3 | 5ヵ月 | 肝硬変代償期 | 感性 | 感性 | 感性 |
| 3 | 男 | 74 | bⅡ2 | 7ヵ月 | 前肝硬変期 | 耐性 | 不完全 | 耐性 |
| 4 | 男 | 54 | bⅡ2 | 2ヵ月 | 前肝硬変期 | 不完全 | 不完全 | 感性 |
| 5 | 男 | 70 | lⅡ2 | 1ヵ月 | 前肝硬変期 | 感性 | 不完全 | 感性 |
| 6 | 男 | 53 | bⅡ2 | 4ヵ月 | 前肝硬変期 | 不完全 | 不完全 | 感性 |
| 7 | 男 | 55 | lⅡ3 | 3ヵ月 | 肝硬変代償期 ｛肝癌合併｝ | 感性 | 感性 | 感性 |

表35 活動性肺結核と悪性腫瘍の合併症例 (愛北病院 1992〜2000年)

|  | 性 | 歳 | 肺結核病型 | 悪性腫瘍 |  |
|---|---|---|---|---|---|
| 1. | 男 | 71 | b II 2 | 直腸癌 |  |
| 2. | 男 | 60 | r II 1 | 直腸癌 |  |
| 3. | 男 | 51 | r II 1 | 胃癌 |  |
| 4. | 男 | 84 | b II 2 | 胃癌 | 死亡 |
| 5. | 男 | 69 | b II 1 | 胃癌 | 死亡 |
| 6. | 男 | 81 | b II 3 | 胃癌 |  |
| 7. | 男 | 68 | b II 3 | 総胆管癌 | 死亡 |
| 8. | 男 | 55 | l II 3 | ヘパトーマ　C型肝炎 |  |
| 9. | 男 | 81 | b II 3 | 転移性肝癌 | 死亡 |
| 10. | 男 | 69 | r II 2 | 皮膚有きょく細胞癌 {肺転移} | 死亡 |
| 11. | 男 | 55 | r II 1 | 癌性胸膜炎 {腺癌} | 死亡 |
| 12. | 男 | 68 | r II 1 | 左舌区扁平上皮肺癌 | 死亡 |
| 13. | 男 | 85 | l II 2 | 左S6扁平上皮肺癌 | 死亡 |
| 14. | 男 | 65 | r II 2 | 前立腺癌 |  |

※症例12，症例13は肺癌放射線治療後の肺線維症治療のためステロイド使用により肺結核を併発した。
　症例6は胃癌手術後に肺結核併発。高齢および胃癌のため免疫低下による肺結核を併発した。
　考察：活動性肺結核に悪性腫瘍合併症は少なくない。肺結核治療中には悪性腫瘍の発症にも留意しなくてはならない。また癌患者にステロイド使用すれば肺結核の発症にも留意しなくてはならない。

は避けられない。まだ結論の出ないところであるが，肝硬変期にはPZAは使用を控えたほうがよいかもしれない。
　症例7は肝癌と糖尿病{インシュリン使用}が合併したが，抗結核剤の感受性は良く排菌は3ヵ月で止まり，菌陰性後，塞栓療法，抗癌剤投与により肝癌が縮小した

## 3．肺結核と呼吸不全

　肺結核は呼吸不全はそれほどない。かなり重症の肺結核でも将来呼吸不全になるのは少ない。ただし，肺結核で肺切除術や形成術，人工気胸などを受けた患者は低肺機能，呼吸不全を起こしやすい。現在在宅酸素療法HOTは5万人，その内2割が結核後遺症による。

　肺結核は拘束性，もしくは混合性肺機能障害をきたす。しかし低酸素血症や換気障害による高炭酸ガス血症はほとんどない。もし高炭酸ガス血症があればそれは肺気腫，慢性気管支炎などの閉塞性肺疾患，高度の喫煙などが合併している可能性が高い。経験的に述べると肺結核による後日の呼吸不全は少ない。

　肺の機能はガス交換，感染防御，代謝などの機能がある。しかし何といっても肺の最大の役目はガス交換である。肺のいかなる疾患でも末期状態になれば呼吸不全の状態になるのは当然である。つまり呼吸不全の治療は如何に酸素を合理的に与えるか，また不要となった炭酸ガスをいかに換気するかである。

## 4．肺結核と胃潰瘍，十二指腸球部潰瘍

　胃十二指腸潰瘍の既往歴のある肺結核患者の治療中に活動性の潰瘍を併発することはまれにある。また潰瘍の既往歴のない人が肺結核治療中に潰瘍を併発することもある。しかしどちらの場合でも消化管出血を伴ったことは著者の経験では1例もない。しかし重症の肺結核であれば化学療法は続ける。INH，EBなどの胃腸障害の少ない薬は服用させる。RFPなどは，潰瘍が治癒するまでは休薬することもある。またSM，KMなどのアミノグコシドの注射をする。どうしても内服できなければINHの静脈注射を朝夕2回施行。

　特に消化管出血を伴った潰瘍を合併した結核はINHの静脈注射，SMまたはKMの筋肉注射をする。

　強力な抗潰瘍療法$H_2$ブロッカーまたはプロトンポンプ阻害剤の使用，潰瘍修復剤，総合消化薬など投与する。

　以上により潰瘍，肺結核も治療可能であり，やや肺結核の治癒は1

〜2ヵ月ほど遅れることはあっても著者の経験では全例，潰瘍，結核も完治している。

## 5．精神疾患と肺結核

精神疾患の患者は結核病院，結核病棟での治療は困難である。特に分裂病，緊張性興奮，強度のアルコール精神病などでは特に困難である。精神病院で結核病棟のあるところでの治療が理想ではあるが最近はこのような施設は少ない。精神病院では隔離室での治療になる。また精神病院での院内感染は多い。

精神病の患者自身の薬の服用も困難なことも多い。看護婦｛夫｝が服薬を見届けることが必要となる。確実に抗結核剤を服用させる。特に精神科の患者は数種類の向精神薬を服用しているので，多くの薬を服用することになるので消化性潰瘍の併発にも注意する。

## 6．エイズと結核

1998年現在，日本のエイズと結核の合併は40人前後と推定される。結核も非定型抗酸菌症 AM 症もヘルパーT細胞 CD＋4 が100個/ml 以下で，合併する。しかし結核はまだ免疫が保たれている CD＋400 ぐらいからでも合併がある。結核菌は AM 菌より感染力が強いためである。結核は一次結核，つまり肺門リンパ腫脹，粟粒結核，胸膜炎の形でくる。二次結核の空洞形成は少ない。

エイズも逆転写酵素阻害剤2種類とプロテアーゼ阻害剤1種類の併用で1995年をピークとして死亡も減少に転じた。結核に対しては抗結核薬，新キノロンなどである。

## 7．エイズと AM 症

AM 症では A. avium がほとんど，肺病変は5％ほどで肺外病変が多い。感染経路も呼吸器経路よりも消化管経路による感染。肺外病変は菌血症が多い。化学療法は A. avium などの MAC には EB，RFP，アミノグルコシド，新マクロライド。

## N．非定型抗酸菌症　　atypical Mycobacterosis｛以下 AM 症｝

　抗酸菌には結核菌，非定型抗酸菌，らい菌がある。非定型抗酸菌は厳密には60数種類あるが，人に病原性があるのは22菌種ほどである。Ⅲ型の

**表36　非定型抗酸菌症（肺感染症）の診断基準**
（国立療養所非定型抗酸菌症共同研究班）

---

1) Ｘ線像で，新たに，空洞を含む病巣または乾酪性病変と思われる病巣が出現した場合。
 (a) 1ヵ月以内に，3日間の喀痰培養検査を行って，同一菌種の病原性抗酸菌＊を2回以上証明する。また，
 (b) 毎月1回の培養検査で，3ヵ月以内に2回以上，同一菌種の病原性抗酸菌＊を証明する。
 　Ｘ線像での新しい病巣（空洞または乾酪性病変と思われる病巣）の出現と，上記の（a）または（b）の排菌が同時に観察できた場合は，感染症と考える。
 　　（注）排菌の量（分離培地上の集落数）は，100集落以下でもよい。
2) 既に硬化巣中空洞，または硬化壁空洞，または排菌源と考えられる気管支拡張症などの既存の病巣がある場合。6ヵ月以内に，月1回の月例喀痰培養検査で，3回以上，同一菌種の病原性抗酸菌＊を証明する。
 　なお，上記3回以上の排菌の中で，少なくとも1回以上は100集落以上の排菌であることを示す必要がある。
 　また，上記の排菌は，臨床症状の変化（Ｘ線像の変化，発熱，喀血・血痰の増加など）と関連すること。
 　　＊病原性抗酸菌とは，Mycobacterium kansasii, M.szulgal, M.scrofulaceum, M.avium-M. inutacellulare, M.fortuitum, M.chelonae をいう。この他に，次の抗酸菌となりうる。M. xenopi, M.simise, M.shimoidei,

---

（結核 60：51，1985 より引用）

# N．非定型抗酸菌症　atypical Mycobacterosis｛以下AM症｝

M. avium｛アビウム菌｝，M. intracellere｛イントラセルラーレ菌｝が全体の7割を占める。この両者を合わせてM.avium intracellulare complex，通常MAC｛マック｝と呼ぶ。つぎにⅠ型のM. kansasi｛カンザシー菌｝が2割。その他の非定型抗酸菌が1割である。

　非定型抗酸菌は非結核性の抗酸菌，つまり非結核性抗酸菌症と呼ばれることもある。

　非定型抗酸菌は元来，水，土壌，粉塵など自然界に存在する。

　人から人への感染はない。感染力のきわめて弱い菌である。

　人には肺や気管支の呼吸器，皮膚，リンパ節，消化管，軟部組織にも感染症を引き起こす。

　呼吸器感染には，一次型で活動型は症状も強く，進行性で後日呼吸不全を起こす。またこのような進行型では呼吸不全で死亡する例も少なくない。これに対し一次性でも非活動型は進行もなく症状もほとんどない例では，積極的に治療しなくてもよい。

　陳旧空洞などに生じる二次性では，非進行性，症状が軽度なら積極的な治療はしなくてよい。

　画像的にMACは結核の好発部位Ｓ1，Ｓ2，Ｓ6以外の中葉Ｓ4，Ｓ5などに好発。また空洞形成もあるが一般的に空洞壁は薄い。

　呼吸器感染に対しては，抗結核剤，新キノロン剤，新マクロライドが使用されるが，MACは難治性で化学療法に抵抗する。

## 1．非定型抗酸菌症の疫学

　1985年　1.45人/10万人　1992　2.99/10万人

　新患発生は年間3700例と推定　全抗酸菌症の16％を占める

国療共同研究班では1994年　4.06人/10万人

　国療入院抗酸菌症患者の14％｛1994年｝，20％｛1996｝以上を占めると報告されている

　　非定型抗酸菌症　atypical mycobacterium　AM症は
　　米国では非結核性抗酸菌症　MOTT　Mycobacterium other than

## N. 非定型抗酸菌症　atypical Mycobacterosis｛以下AM症｝

tuberculosis
　または NTM nontuberculous mycobacterium と呼ばれている。
　何故なら細菌学的には，非定型抗酸菌はありえない。

　一般に MAC は抗結核剤に感受性不良，中葉に多く，帯状，線状陰影が多い。症状もほとんどない例も多い。
　これに反し，発熱，咳，痰などの症状が強く空洞形成｛この場合は薄壁｝の MAC も増加。これに対し M. kansasii は上葉に多く空洞形成多く，抗結核剤の感受性は比較的良い。

　確かに AM 症は人から人へ感染はしない。しかし患者本人にとってみれば，将来機能障害，呼吸不全をきたす活動性の症状の強い MAC は，感受性菌による肺結核より治療困難であり予後も良くない。

　非定型抗酸菌は遺伝子診断の革新により人型結核菌との鑑別が敏速かつ容易になった。MAC つまり M. avium と M. intracellulare が全体の 70％，九州・四国は M. intracellulare が多く，中国・近畿以北は avium が多い。MAC は一次型が増加，女性に多い。男女共，平均罹患件例は 60 歳後半。MAC の男性例，女性の二次型は相対的に減少。
　M. kansasii は AM 症の 20％。90％が男で平均 53 歳，一次型が多く，薄壁空洞の肺野孤立陰影が 40％を占める。
　その他の AC 症は 10％ほど。
　MAC は女性に多く中葉に多く，空洞，肺炎様陰影，基礎疾患のあるものが多かった。最近の MAC は基礎疾患なく，X 線陰影も微小浸潤陰影，気管支拡張であまり著明な陰影は呈さない。菌排出も 1 回のみで今までの AM 症の基準に満たない。しかしこのような例でも気管支鏡生検からの組織像は肉芽像を認め，組織から抗酸菌 MAC の菌が検出される。米国の AM 症の基準を用いることもある。
　MAC は内科的にはいったん排菌が止まっても，後日再排菌して進行性病変になり，予後不良も多い。早期に外科療法も考慮される。むしろ長期

## N．非定型抗酸菌症　atypical Mycobacterosis｛以下AM症｝

的には外科療法が予後は良い。

これに対しM. kansasii は，化学療法には比較的よく反応する。男に多く，薄い壁の空洞形成が一般的。

非定型抗酸菌は肺以外にも全身に病巣を形成する。

☆非定型抗酸菌症は41例であった　　男26例　　女15例
☆菌種　　MAC　　　35例　　　男20例　　　女15例
　　　　M. kansaii　　　　全例 男4例　　M. chelonae　女1例
　　　　同定不能　　　　　男1例
☆呼吸不全をきたしたのは41例中10例，全例MAC｛男6例　女4例｝
　呼吸不全10例中死亡は7例，原病死，5例｛男2例　女3例｝死亡平均66.2歳

表37　非定型抗酸菌症の罹患部位[24]

| 疾　　患 | 頻度の高い原因菌 | 比較的まれな原因菌 |
|---|---|---|
| 慢性肺感染症<br>（90％以上） | M. avium complex<br>M. kansasii | M. scrofulaceum<br>M. szulgai<br>M. fortuitum<br>M. chelonae<br>M. xenopi etc. |
| 局所リンパ節炎 | M. scrofulaceum<br>M. avium complex | M. kansasii<br>M. fortuitum etc. |
| 皮膚および軟部組織 | M. marinum<br>M. fortuitum<br>M. chelonae<br>M. ulcerans | |
| 骨・関節・腱など | M. kansasii<br>M. avium complex | M. fortuitum<br>M. chelonae |
| 全身播種型感染症 | M. avium complex<br>M. kansasii<br>M. scrofulaceum | M. fortuisum<br>M. chelonae |
| HIV感染者への日和見感染 | M. avium complex<br>M. kansasii | |

## N．非定型抗酸菌症　atypical Mycobacterosis｛以下AM症｝

表38　非定型抗酸菌症　愛北病院 1992〜1999 年　41 症例

| 症例 | 性 | 歳 | 菌種 | 病型 | 排菌 | | 合併症と経過 |
|---|---|---|---|---|---|---|---|
| 1 | 女 | 56 | MAC | b II 3 | 持続 | 増悪進展 | 呼吸不全にて死亡 |
| 2 | 男 | 78 | 〃 | b II 3 | 持続 | 増悪 | 呼吸不全にて死亡 |
| 3 | 女 | 82 | 〃 | b II 2 | 持続 | 増悪 | 呼吸不全にて死亡 |
| 4 | 女 | 71 | 〃 | b II 3 | 持続 | 増悪 | 呼吸不全にて死亡 |
| 5 | 男 | 51 | 〃 | b II 2 | 時々 | 増悪 | 呼吸不全にて死亡 |
| 6 | 男 | 72 | 〃 | b II 2 | 持続 | 増悪 | 肺癌｛腺癌｝と呼吸不全にて死亡 |
| 7 | 男 | 55 | 〃 | r II 2 | 時々 | 増悪 | 肺気腫合併，呼吸不全にて死亡 |
| 8 | 男 | 76 | 〃 | b II 2 | 時々 | 増悪 | 呼吸不全 |
| 9 | 女 | 65 | 〃 | b II 2 | 時々 | 増悪 | 呼吸不全 |
| 10 | 男 | 64 | 〃 | b II 2 | 時々 | 増悪 | 呼吸不全 |
| 11 | 男 | 88 | 〃 | r II 1 | 時々 | 軽快 | 孤立陰影空洞型 |
| 12 | 女 | 50 | 〃 | b II 2 | 時々 | 不変 | |
| 13 | 男 | 64 | 〃 | b II 2 | 時々 | 不変 | |
| 14 | 女 | 64 | 〃 | r III 1 | 時々 | 不変 | 気管支型一次性線状影，C 型肝炎 |
| 15 | 女 | 66 | 〃 | b II 1 | 時々 | 不変 | 気管支拡張症，喀血 |
| 16 | 男 | 76 | 〃 | b II 1 | 6ヵ月 | 不変 | |
| 17 | 男 | 82 | 〃 | b II 2 | 時々 | 不変 | 脳梗塞 |
| 18 | 女 | 75 | 〃 | b II 2 | 時々 | 不変 | 両股関節症｛人工股関節｝ |
| 19 | 男 | 51 | 〃 | b II 2 | 時々 | 不変 | 脳梗塞｛昏睡後意識改善｝ |
| 20 | 女 | 58 | 〃 | b II 2 | 持続 | 増悪 | 糖尿病合併 |
| 21 | 男 | 72 | 〃 | b II 2 | 時々 | 不変 | 糖尿病　腹部大動脈瘤 |
| 22 | 男 | 92 | 〃 | b II 1 | 時々 | 不変 | |
| 23 | 男 | 75 | 〃 | r II 2 | 時々 | 不変 | アビウムとイントラセルラーレ菌　胃潰瘍 |
| 24 | 男 | 57 | 〃 | r II 1 | 3ヵ月間 | 軽快 | 一次性新鮮孤立円形影　空洞化 |
| 25 | 男 | 47 | 〃 | r II 1 | 時々 | 軽快 | 一次性新鮮孤立円形影　空洞化 |
| 26 | 男 | 65 | 〃 | b II 2 | 持続 | やや進展 | |
| 27 | 男 | 70 | 〃 | b II 2 | 4ヵ月間 | 不変 | |
| 28 | 男 | 63 | 〃 | b II 2 | 時々 | 不変 | |
| 29 | 女 | 78 | 〃 | b II 2 | 時々 | 不変 | |
| 30 | 男 | 77 | M.kansasii | b II 1 | 2ヵ月 | 軽快 | 一次性新鮮孤立円形影　空洞化 |
| 31 | 男 | 52 | 〃 | l II 1 | 2ヵ月 | 軽快 | 一次性新鮮孤立陰影　空洞化 |
| 32 | 男 | 51 | 〃 | r II 1 | 2ヵ月 | 軽快 | 一次性新鮮孤立陰影　空洞化 |
| 33 | 男 | 55 | 〃 | r II 1 | 2ヵ月 | 軽快 | 一次性新鮮孤立陰影　空洞化 |
| 34 | 男 | 52 | 同定不能 | b II 3 | 4ヵ月 | 軽快 | 発熱　呼吸困難著明　著明改善 |
| 35 | 女 | 76 | M.chelonae | r III 1 | 3ヵ月 | 軽快 | |

| 36 | 女 | 52 | MAC | r Ⅲ 1 | 3ヵ月 | 軽快 | 以前 1 Ⅱ 2 の結核で結核菌排出 |
| 37 | 男 | 92 | 〃 | r Ⅱ 1 | 2ヵ月 | 不変 | |
| 38 | 男 | 70 | 〃 | r Ⅱ 1 | 3ヵ月 | 不変 | |
| 39 | 女 | 87 | 〃 | b Ⅱ 2 | 時々 | | |
| 40 | 女 | 89 | 〃 | r Ⅱ 2 | 2ヵ月 | | 胃癌 |
| 41 | 女 | 67 | 〃 | r Ⅱ 1 | 時々 | | 一次性新鮮孤立陰影　喘息合併 |

　　　　　肺癌合併　　男1例
　　　　　肺気腫合併　男1例
呼吸不全死亡7例は全例，SM，INH，RFPの感受性不良
☆MACでは男2例および女1例に一次性新鮮孤立陰影｛空洞化｝
　　女1例に一次性気管支型の中葉の線状影

☆M. kansasii は4例で全例一次型新鮮孤立影｛空洞化｝であった。
　排菌も2ヵ月以内に止まっている。
　4例ともINH，RFP，SMの感受性は感染不完全耐性で完全耐性はなかった。
☆同定不能菌は男1例であったが，発熱，呼吸困難症状著明なるも4ヵ月で排菌が止まり陰影も改善した。SM，INH，RFPにはそれぞれ不完全耐性菌であった。
☆その他，65歳の男で1年以上ほぼ毎月，人型結核菌と M. avium を同時に排菌した
☆その他AM症の基準は満たさなかったが，38歳の男でrⅡ1で一次新鮮陰影で M. gordonae が排菌された。
　その他92歳の男で胸膜炎の患者の胸水からの排菌はなかったが喀痰から2回 M. fortuitum が検出された。

　　米国の分類は気管支鏡による検体を痰と同じ意味に置いている。また経気管支肺生検，または開胸肺生検の組織所見に意味を置いている。つまり

## N．非定型抗酸菌症　atypical Mycobacterosis（以下AM症）

従来の空洞型より小結節や気管支拡張の所見が増加していることを考慮に入れた分類である。またこのような例では喀痰の非定型抗酸菌の排出は初期は少なく，断続的であり，持続的排菌は数年かかる。

米国の分類はAM症の早期診断にも役立つ。

### 1) MACのCT上での変化[26)]

小粒状影→融合して策状影→肥厚し蛇行→気管支拡張→空洞→多発空洞→呼吸不全

空洞形成まで早くて3年，遅くて20年，平均10年，呼吸不全には15～20年。治療は早いほうがよい。初期中期までに多剤併用治療すると菌陰性化率は70％。しかし肺に広汎に変化をきたした重症例では菌陰性化率は30％以下。一度増悪した再治療例は多剤併用しても肺実質の破壊を食い止めれない。MACでは治療のタイミングが大事である。

### 2．非定型抗酸菌症の治療の考え方

抗結核剤の効きやすいM. kansasiiは結核の治療のように短期的に考え

表39　AM症の画像上の特徴[25)]

| | | |
|---|---|---|
| MAC | | |
| | ①結核類似型 | 上葉に好発，空洞形成多い，男性に多い，旧陳性結核に合併する二次感染型が多い。 |
| | ②気管支型 | 中葉，舌区に好発，上葉のS2，S3にも好発。気管支に病変が主体，空洞形成少ない。胸膜直下の小結節の集合，さらに気管支，胸膜に進展，囊胞状の気管支拡張となる。中高年の女性に多い。 |
| | ③全身播種型 | エイズ末期，CD＋50個/mm以下で発症，縦隔リンパ腫脹，肺野に病変ない，空洞形成なし。 |
| M. kansasii | | |
| | ①結核類似型 | 上葉に多く9割までが男性に発症，空洞形成するが結核より薄壁で周囲の散布巣は少ない。閉塞性肺疾患，旧陳性肺結核を合併，抗結核剤有効。 |
| | ②全身播種型 | 全身型でエイズ患者のみに認められる。 |

表40 米国胸部疾患学会による肺非定型抗酸菌症の診断基準（Am. J. Resp. Crit. Care Med. 156：S 1〜S 25,1997 より引用，和訳は渡辺氏による）下の1，2，3のすべてを満たす時に肺非定型抗酸菌症とする[34]。

| 1．臨床症状 | 咳・倦怠感・発熱・体重減少・血痰・呼吸苦などがあり，他疾患の除外可能 | | |
|---|---|---|---|
| 2．画像所見 | 胸部X線；1年以上前と比べていずれかの所見がある | 1）新浸潤が2ヵ月以上継続〜悪化<br>2）多発結節影の出現<br>3）空洞の出現 | |
| | 高解像度CT；いずれか所見がある | 1）多発結節影あり<br>2）多中心性気管支拡張症あり | |
| 3．細菌学的所見 | 1），2），3）のいずれかを満たす | | |
| | 1）喀痰または気管支肺胞洗浄液から1年以内 | a）塗抹陽性/培養2回陽性<br>b）塗抹陰性/培養3回陽性 | |
| | 2）1回の気管支肺胞洗浄液から | a）塗抹陰性でも培養200コロニー以上<br>b）培養少数でも塗抹＋＋（ガフキー3号）以上 | |
| | 3）TBLBまたは開胸肺生検で | a）抗酸菌培養陽性<br>b）病理所見陽性かつ喀痰または気管支肺胞洗浄液の培養が陽性<br>c）肺外無菌域からの培養陽性 | |

る。

　抗結核剤も効きやすいので治癒も容易であることが多い。

　MACは抗結核剤も効きにくい，長期的観点から治療を考える。

① 結核類似型は比較的治療に反応することが多い。

② しかし気管支型は早期には排菌もほとんどなく陰影も小粒状，線状の程度であっても初期に一度はしっかり治療する。気管支拡張　空洞，多発空洞に進展し排菌持続した例では難治性になる。進展する以前の限局病

N．非定型抗酸菌症　atypical Mycobacterosis｛以下AM症｝

**表 41　肺結核症と非定型抗酸菌症の鑑別**

| | 結核症 | 非定型抗酸菌症 |
|---|---|---|
| 人への感染力 | きわめて強力<br>｛呼吸細気管支から肺胞へ｝ | きわめて弱い，人から人の感染なし．<br>｛呼吸経路　消化器経路で感染｝ |
| 新患者数 | 毎年4万人ほど　男女比2：1 | 毎年1万人ほど？やや女性に多い，<br>　　中年以後の女性に好発． |
| 菌の培養 | 遅い，平均4〜6週<br>粗い，R型　ボロボロした感じ．<br>ナイアシン試験，陽性．<br>集落の色，薄黄灰白色． | やや速い，1〜4週間．<br>滑らか，S型，ベトベトした感じ．<br>ナイアシン試験，陰性．<br>黄，橙など鮮明な色． |
| 遺伝子診断 | 核酸増幅法｛PCR法　MTD法｝ | 核酸増幅法｛PCR法｝<br>ハイブリダイゼイション<br>｛アキュプローブでMACと結核菌<br>DDH法で17種類の非定型抗酸菌鑑別可能｝ |
| 菌像診断 | 肺のS1，S2，S6に好発<br>中葉，舌区はきわめてまれ．<br>S6以外の下葉も少ない．<br>｛7〜10％以下｝<br>空洞壁厚い．<br>空洞周囲の散布巣あり． | 肺のどこにでもできる．<br>中葉，舌区にも好発．<br>下葉も多い．<br><br>空洞壁薄い<br>空洞周囲の散布巣あるが結核より少ない<br>最初は線状陰影，浸潤影，結節影，<br>進展すると多発結節，多発空洞． |
| 治療 | 抗結核剤<br>新キノロン | 抗結核剤｛M.kansasiiには有効，MACは効きにくい｝<br>新マクロライド，新キノロン |
| 治療期間<br>予後 | 軽症6月，中等症9月，重症9〜12月．<br>耐性結核菌以外は予後良好<br>多剤耐性菌は進行性で予後不良 | 服薬期間は一定しない．<br>初期は無症状，排菌なし．<br>しかし長期的には病巣進展，排菌持続，<br>呼吸不全で死亡もありうる長期的予後は決してよくない． |

巣の時期に手術も考慮される。

　　しかし病巣が軽度の時期では手術の同意を得られないことも多い。
③ 段階的に進展する各段階の初めには強力に治療が必要となる。実際患者も長期に服薬は苦痛である。段階的に進展する各段階の初めには強力に多剤併用して，安定すれば薬を1〜2剤に減量して続ける。しかし安定した時期は一時期は何も薬服用しないのも一つの考えかたかもしれない。生涯長期に服薬続けるのは患者にとって苦痛であろう。栄養管理，

免疫力の改善も考慮する。
④ 進展例では多剤併用するが治療は困難となる。呼吸不全に進展する例も多い。

　排菌持続，陰影増悪，症状増悪時は強力に治療するが，進展例では強力な治療も効かないことが多い。食事，栄養管理，適切な運動などの免疫力の改善も考慮する。

　進展例，呼吸不全例では感染予防にも留意する。酵素療法時でも患者の生活の質も考慮して心身の安定を計ることも大切である。

## 3．非定型抗酸菌症（AM症）の治療

　まずは抗結核剤　　　　INH, RFP, EB, TH, CS, PZA
　　　　　　　　　　　　SM, KM, EVM, CPM
　　新キノロン系　　　　LVFX, CPFX, SPFX
　　新マクロライド　　　CAM

　耐性検査では抗結核剤に多剤耐性が多い。ただしCS, TH, EVMには感受性があることが多い。耐性のある薬でも実際に使用すると有効のことも多い。特に一次性，活動性のAM症は比較的抗結核薬に反応をする。また抗結核薬と新キノロン，または新マクロライドを併用する。二次性，非活動性のAM症は抗結核薬，新キノロン，新マクロライドには反応しにくい。またCS, TH, EVMは耐性検査では感受性あるが，実際に臨床的に使用すると効かないことが多い。AM症の耐性検査はM. kansasiiのRFPの耐性検査以外は，あてにならないという米国での報告がある。

　一次性の発熱，咳，痰などの強く，空洞を伴う病変は積極的に治療する必要がある。なぜなら呼吸不全，低肺機能を起こし，死亡する例も少なくない。

次に個々のAM症について述べる。
### 1）抗結核薬の効きにくい群
　M. avium intracellulare complex（MAC）→一般的に抗結核薬効きにくい。

INH，RFP，EB，TH，CS　　特に M. avium には CS 有効。
　　　INH，PZA は効かないことが多い。
　SM，KM，EVM　特に M. intracellulare には KM，SM，EVM　なかでも KM が有効。
　抗結核薬以外には上記の新キノロン，または新マクロライドを抗結核剤に併用。
　ＭＡＣ　非定型抗酸菌の 7 割を占める
　　　　耐性検査ではほとんど感受性なし。TH，CS に感受性あるが，臨床的には効かないこと多い。むしろ耐性検査で感受性のない SM，INH，RFP，EB は臨床的によく効くことがしばしば認められる。

　　　　初回の MAC 治療は RFP，EB｛INH も使用すること多い｝。
　　　　　　　　SM もしくは KM を併用すると効果がある
　　　　　　　　新マクロライド CAM　600 mg/日や
　　　　　　　　新キノロン LVFX，CPFX，SPFX を併用する
　　　　　　　　MAC 治療では KM のほうが SM より有効
　　　　治療期間　一定した結論はない。結核症のようにまだ確立されていないが，菌陰性化まで 18〜24 ヵ月使用する。菌陰性後も 12〜18 ヵ月続けることが必要であろう。
　　　　　　　　倉島篤行の文献 35 によれば

　　　　軽症例　　CAM とアミノグルコシド｛SM または KM｝を含む 4 剤を 6 ヵ月菌陰性化すれば陰性化後 12 ヵ月続けて終了。ただしアミノグルコシドは菌陰性後は 6 ヵ月使用で可
　　　　中等症例　上記軽症例治療を排菌中使用。菌陰性後も 12 ヵ月続ける。さらに 1 剤から 2 剤は使用を続ける。全て治療を止めると数ヵ月後再排菌や X 線陰影増悪が認め

## N. 非定型抗酸菌症 atypical Mycobacterosis〔以下AM症〕

られることが多い。つまり中等症例では治療より進展防止のため1〜2剤は可能な限り続ける。

外科療法の考慮　強力な化学療法を6ヵ月以上続けても排菌持続すれば患者の病巣が限局し〔一側肺のみ限局病巣，他肺健在〕，手術に耐えられる体力あれば肺切除考慮する〔通常は肺葉切除となる〕。
手術後も12ヵ月の化学療法が必要となる。

再燃　増悪例でも初回の強い治療を行なうと進展の停止にある程度の効果あり。MACの経過は長いので患者の全生涯を視野に入れた治療が必要となる。

MACの予後は菌確認時を発端とすると，倉島[35]によると生存中央値は3,223日。気道進展型のMACの生存中央値は診断や治療の進歩により10年以上となる。

### 2）抗結核剤の効きにくいMAC以外の非定型抗酸菌群[36]

M. scrofulaceum → RFP，KM，EB，EVM使用。MAC治療に準じる。
M. fortuitum，M. chelonae，M. abscessuss → これらもMAC治療に準じる。
M. fortuitum → AMK，テトラサイクリン，新キノロン，CAM有効
M. abscessus → CAM有効，その他AMK，イミペネム，セフォキシチンの注射，外科手術も考慮。
M. chelanae → トブラシン，AMK，エリスロマイシン，CPFXも有効。

### 3）抗結核薬の効きやすい群[36]

M. kansasii → ほとんどの抗結核剤有効。INH，RFP，SM，EB使用。TH，CS，新キノロン，CAM，ST合剤も有効。ただしPZA無効。
治療期間12〜18ヵ月

M. xenopi → この菌は M. szulgai と同じく RFP，EB，TH，SM，KM，EVM 有効なので RFP，EB に SM または TH を加え治療。

M. szulgai → RFP，TH，EB 有効。SM，KM，EVM，特に KM 有効。
M. nonchromgenicum → EB，RFP，TH 有効。特に EB 有効。KM，CAM も有効。
これらにも抗結核薬と新キノロン，または新マクロライド併用する。

# O．外科療法

## 1．肺結核の外科療法
現在ではほとんど行なわれない。もし肺結核が外科手術の適応となる場合は
① 排菌が容易に止まらない。排菌持続，実際は多剤耐性菌の患者が多い。
② 摘出される肺の病巣が限局している。摘出されず残存する肺がほぼ正常であること。
③ 手術に耐えられる体力のあること。
以上の①②③の全ての条件を満足することが必要である。
もし手術するなら肺葉切除となる。実際は一側肺の肺葉切除となる。

## 2．結核性膿胸の外科療法
　膿胸の量が多く，発熱，膿痰，圧迫症状による胸内苦悶の強い時はまず針で穿刺する。観血的に開放性手術することはほとんどない。病巣を清掃してまた閉鎖するのはなかなか困難の場合が多い。
膿胸が気管支や胸壁に瘻孔形成した場合は開放性にして排膿する。

## 3．肺結核におけるその他の手術適応
　気管支結核で高度な気管支狭窄
　気管支拡張合併し，喀血，二次感染を繰り返す場合

4．非定型抗酸菌

　特に MAC は内科的治療で排菌が止まっても，後日再び排菌して進行性になる。そして呼吸不全を起こし予後不良。むしろ早期に手術したほうが，予後が良いこともある。つまり早期に積極的に手術して，将来の進展をなくする。このような考えで MAC 患者に手術が考慮される。

# P．結核の感染予防対策

　結核菌は飛沫感染により呼吸細気管支から肺胞に取り込まれ感染を引き起こす。肺結核の感染予防は飛沫感染の予防に重点がおかれる。

　以前は結核患者は療養所に隔離されたが，現在は一般病院の結核病棟，さらには結核患者の減少により，一般病院の一般病棟の結核病室となりつつある。また結核患者も合併症も多く，一般病院の結核病棟，さらには一般病院の一般病棟の結核病室での治療が望まれる。

　また結核患者から他の一般入院患者への感染防止も大切である。そして結核患者の治療に携わる医師，看護婦，他の医療従事者の感染防止も大切である。

　まず飛沫感染に対する対策としては，感染経路の物理的遮断である。つまり結核患者の病室の空調，部屋は廊下より陰圧化，結核病室・結核病棟の独立化した空調設備，新築でない場合，既存の病棟では，工事不能ならとりあえず簡単な空調器使用。

　個室，前室の設置，殺菌など設置

　食堂，談話室，浴室，エレベーターなどを結核患者専用にする。
個人的には医療従事者の高気密性マスクの使用。患者もマスク使用。

1．院内感染予防には

　一般患者も必ず胸部単純 X 線は入院時に撮る。ただし妊婦，妊娠可能性のある人は除く。長期入院の患者も月に 1 回は胸部写真を撮る。肺炎などが治りにくい場合は喀痰の結核菌検査を必ず施行する。

## 2．院内感染は

若者が結核未感染。結核に対し抵抗力がない。発病，感染者の 80％が若い人。

結核に対する関心が医師，医療従事に少ない。

結核に対する診断の遅れ，医師の結核に対する診断能力の低下。

感染する機会が多くなった｛気管支鏡検査，ネブライザーによる飛沫感染｝。

一般入院患者の結核患者の検出。若い時結核になり，高齢や免疫低下により再発する。

病院職員の結核患者の検出，定期健康診断，新規採用時の結核感染有無の診断。

胸部写真，年1回の健康診断，二段階法によるツ反の判定。

## 3．結核菌の感染

感染力はきわめて強い。

感染は，空気感染，気道感染による｛結核菌は呼吸細気管支から肺胞に取り込まれる｝。

乾燥に強く，殺菌薬に抵抗強い。

感染危険度はレベル3[27]で相当する｛国立感染症研究所病原体等安全管理規定｝。レベル3とは固体に対して高い危険度，地域社会に対し低い危険度。

院内感染も多い。医師，看護婦，細菌室の検査技師，病理解剖医，病理技師に感染多い。

結核患者が他の患者に感染させる。

学校，職場での集団感染もある。しかし散発的がほとんど。

## 4．肺結核の感染防止

肺結核は飛沫感染による強力な伝染力を持つ伝染病である。呼吸細気管支から肺胞に取り込まれて感染を引き起こす。結核患者が喀痰の中に結核

菌を排出して，咳・くしゃみにより，シブキが飛び散る。菌はそのシブキの中に混じって空気中に浮遊する。そしてこのシブキを吸い込むと感染する危険がある。

ともかく排菌している患者は咳によりシブキをたくさん撒き散らすので，感染の危険大きい。シブキは 100 μm 以上のシブキは重たいのですぐに落下する。しかし 100 μm 以下のシブキは短時間で水分が蒸発して軽くなり，空気中に長く浮遊して感染の危険が大きい。

直径 150 μ 未満[28]の水滴からつくられる核により感染。核は 5 μ 以下の小さい核のみが肺胞に到達し感染する。直径 5 μ 以上の核は上気道に定着し，肺胞には到達しない。つまり肺結核の感染は直径 150 μm 未満の小さい水滴からつくられる結核菌を含んだ直径 5 μ 以下の核が感染の問題となる。

結核菌は 1 μ ほどの大きさである。個人的に結核菌からの感染防御にはマスクを使用することである。0.44 μ 直径の NaCl 粒子の遮断効果は，スリーエムヘルスケア社の N95 微粒子マスク｛No 1860｝によって 99.99％ 遮断される。つまり直径 1 μm の結核菌は 99.99％ 以上の高率で遮断される。

このマスクは塗抹陽性患者，気管支鏡の検査時，多剤耐性結核菌患者などリスクの大きい時にはきわめて有効な感染防御方法となる。

院内感染対策→院内感染は集団発生よりも散発が多い。感染源が特定できないことも多い。

| | |
|---|---|
| 院内感染委員会設置 | 結核感染防止委員会設置 |
| 結核の危険度の評価 | リスクアセスメント，院内感染の常時管理体制をとる |
| 結核院内感染対策の樹立 | ガイドラインを作成して文書化する。対策マニュアル整備。 |
| 結核の早期診断 | 結核患者を優先的に診察。結核塗抹陽性の特定。結核濃厚感染の人の特定と隔離収容。高齢者，ハイリスク患者から結核患者を診断する。 |

|  |  |
|---|---|
|  | 外来患者，入院患者から結核リスク患者の特定｛塗抹陽性者を外来，入院患者からの特定する｝。 |
|  | 職員の検診による結核感染者の特定。 |
| 院内結核濃厚感染部署の対策，処置，教育，訓練 |  |
|  | 病室，気管支鏡検査室，検査室，剖検室 |
|  | 空調，殺菌など，フィルター，安全キャビネット，採痰室など設置 |
|  | 病棟でのN95マスク使用の徹底 |
| 職員の健診 | 定期健診，胸部写真，年1回のツ反，結核患者発生時→臨時定期外健診 |
|  | 新規採用時の二段ツ反検査，BCG接種 |
|  | 職員の結核感染のサーベランス |
| 職員の結核の教育，訓練，職員のカウンセリング，スクリーニング |  |
|  | 感染した人の処置，治療，感染防御対策→病院の感染情況の把握，評価，改善勧告 |
|  | 公共機関｛保健所，結核専門病院，結核専門医との連絡・相談｝ |
|  | その他必要と考えられる事項 |

## 5．結核の院内感染

**表42　結核の院内感染（1992～1996年[29]）**

|  | 一般病院 | 結核専門病院 |
|---|---|---|
| 院内感染病院数 | 74/170病院　43％ | 79/179病院　44％ |
| 結核罹病率 | 23.8/10万 | 47.4/10万 |
| 看護婦の罹病率 | 28.9｛総数80人｝ | 66.2｛総数149人｝ |
|  | 20代　65％ | 20代　55％ |
|  | 30代　16.3％ | 30代　19.5％ |
| 検査技師罹病率 | 42.4/10万 | 43.1/10万 |

6．結核の院内感染対策（日本結核病学会予防委員会）[30]
   1）健康管理
      健康診断→ツ反もやる。雇用時の一般健康診断項目以外に。
                        ツ反もやる。
                              1回目ツ反陰性，弱陽性は再度ツ反。
                              1回目および2回目ツ反陰性者にBCG接種。
                     →結核既応歴の詳細な聴取：BCG接種歴，過去のツ反の結果
                                    など。
                     →胸部写真
      事後処理→BCG接種
                     →化学予防｛予防投薬｝
                     →適性配置
   2）環境上の感染防止｛作業環境管理｝
      空調設備→結核病室は外部に対し陰圧。独立した空調設備。
      安全キャビネットの設置→結核菌検査室は外部に対し陰圧し，安全
                            キャビネット設置
      殺菌灯使用，紫外線灯
   3）個人の感染防止
      安全マスク→N95微粒子マスク使用
      予防衣の着用
   4）職員の衛生教育
      健康教育による感染防止
      速やかな診断→喀痰の結核菌検査
      連絡通信体制→喀痰結核菌塗抹陽性判明→他への感染を防止
   5）結核患者発生時の対応
      患者発生届け　→保健所への届け
      定期外健康診断→結核予防法5条による定期外健康診断
      結核感染予防委員会

## P．結核の感染予防対策

　　　常時管理体制　→結核菌塗抹陽性患者の把握

1994 年米国の CDC は医療従事者の結核予防対策のガイドラインを作成[31]
　　　結核末感染者が感染者に暴露される危険を減少させる。
　　　　　　早期発見，隔離，治療評価などに関する書類作成，日常業務徹底，
　　　　　結核の正しい教育，スクリーニング検査
　　　感染源となる飛沫感染の工学的抑制。
　　　保護マスクの使用。
実施にあたって下記の 12 項目が推奨される。
　① 感染対策の責任者を任命する。
　② リスクアセスメント（地域と施設内での結核発生状況の把握，医療従事者のツベルクリン反応測定，日常の感染予防対策のチェックなど）を行う。
　③ 結核の診断・患者の状態評価・治療を行う。
　④ 結核に感染している可能性がある外来患者を管理する。
　⑤ 結核に感染している可能性がある入院患者を管理する。
　⑥ 工学的に制御する（空調設備の整備など）。
　⑦ 保護マスクを使用する。
　⑧ 咳嗽を誘発させるような処置の時の対策を立てる。
　⑨ 医療従事者へ結核教育を行う。
　⑩ 医療従事者向けのカウンセリングとスクリーニングを行う。
　⑪ 医療従事者のツベルクリン反応と結核の病院感染の可能性をチェックする。
　⑫ 公的機関と協力する。
以上秋澤孝則氏，鈴木一氏の米国 CDC 文献要約[31]

工学的制御→
　　空調設備，室陰圧，前室設備，大がかりな工事不能ならとりあえず簡易な空調器使用。
　　　　　ホスピガード，イソクリーン｛株式会社アイ．シー．エフ｝

### 表43　マスクの種類と捕集効率[29]

| 一般医療用マスクの種類と捕集効率 | | | |
|---|---|---|---|
| マスクの種類 | 捕獲径（μm） | 捕集効率（％） | 定価（円） |
| JMSマスクキュービックタイプ | 2 | 78 | 18 |
| JMSソフトマスク | 2 | 89 | 25 |
| バイリーンマスク | 2 | 36 | 17 |
| 抗菌性アイソレーションマスク | 3 | 80 | 23 |
| ディスポマスク　MM-12 | 3 | 35 | 15 |
| ディスポマスク　MM-1P | 3 | 35 | 8 |
| フィットマスク | 3 | 50 | 15 |
| 特殊マスクの種類と捕集効率 | | | |
| マスクの種類 | 捕獲径（μm） | 捕集効率（％） | 定価（円） |
| タイプN95微粒子用マスク | 1 | 99.8 | 200 |
| JMSサージカルマスク | 1 | 98 | 60 |
| MM-110サージカルマスク | 1 | 99 | 77 |

宍戸氏の表によると捕集効果はN95微粒子マスクが99.8％の捕集効果がある。

### 表44　NaCl粒子に対する捕集効率と吸気抵抗

◇流量毎分30リットルの場合

| 製品名 | 捕集効率（％） | 吸気抵抗（$mmH_2O$） |
|---|---|---|
| 3M N95微粒子用マスク No.1860 | 99.99 | 4.1 |
| 3Mサージカルマスク No.18618 | 73.8 | 2.1 |
| 不織布ガーゼマスク（耳掛け式） | 7.9 | 1.0 |
| 不織布サージカルマスク（耳掛け式） | 60.5 | 1.2 |
| 不織布抜き型マスク | 3.3 | 0.8 |

3M社内試験データ：試験装置；Certitest-Automated Respirator and Filter Tester, TSI Model
　　　　　　　　試験粒子；NaCl，流量；毎分30リットル，平均粒径；0.44ミクロン相当。
　　　　　　　　測定回数；n=3の平均値で表示。

保護マスク→
　　N95マスクのNaCl粒子に対する捕集効率は99.99%である。
　　ただし正しい装着訓練を要する。
　　　　スリーエムヘルスケア株式会社販売
　　　　株式会社アイ．シー．エフ販売
　　また患者にもマスク着装させる。
マスクによる結核菌の感染防御：結核菌は気道感染による感染力の強い感染症である。

## 7．感染予防　院内感染予防対策
I．結核病棟，病室
　① 空調，陰圧，高性能のフイルター｛フイルター交換忘れないこと｝
　　　換気回数は1時間当たり4回以上，7回〜12回。廊下も空調陰圧
　② 個室が理想的，しかし現状では無理な事が多いので，塗抹陽性患者は入院2週間は個室
　　　多剤耐性患者は個室，無理なら多剤耐性患者専用の大部屋
　　　トイレ，浴室，談話室，食堂は結核患者専用，エレベーターも結核患者専用が理想
　　　個室には前室設置
　③ 紫外線殺菌灯の設置，殺菌灯設置
　④ 喀痰採取は陰圧の専用の採痰室，外来でも陰圧の専用の採痰室で行なう
　⑤ 検査室，剖検室，気管支鏡検査室も陰圧空調，検査室は安全キャビネット使用

II．個人的防御
　① マスク使用　高性能マスク｛N95マスク，正しい着用訓練をする｝
　　　　　　　　患者も結核病棟以外ではマスクしてもらう
　② 予防衣着用　ガウン消毒

III．職員健診
① 年1回の胸部写真，ツ反施行，結核病棟勤務者は年2回の胸部写真が理想

　　ツ反陰性者は｛時には弱陽性者にも｝BCG接種

　　院内感染発生時には臨時に定期外健診を病院職員に施行，特に接触の機会の多い結核病棟，細菌検査室，気管支鏡検査室，解剖検査室などの勤務者には重点的に検診。定期外健診｛結核予防法5条による定期外健診｝。
② 新規採用者の健診：胸部写真，ツ反，特に二段階ツ反施行する。
③ 職員の結核感染のサーベランス：過去の結核感染有無，胸部写真，ツ反 BCG接種既往。
④ 事後処理：BCG接種，予防投薬，職員の適性配置考慮。

IV．結核患者のサーベランス
① 入院，外来患者の排菌患者の把握，管理，常時管理｛特に感染危険大の塗抹陽性患者｝。

連絡通報体制を確保，菌陽性なら主治医や院内感染対策委員会に連絡。
② 一般入院患者の結核感染の把握，入院時にはかならず胸部写真を撮る長期入院患者も月1回胸部写真を撮るのが望ましい。
③ ハイリスク患者からの結核患者の特定｛免疫不全患者，結核既往歴のある患者，ステロイド使用患者，腎不全，透析患者，前肝硬変および肝硬変患者，高齢者，難治性肺炎，拒食症，悪性腫瘍，抗癌剤投与者。
④ 感染源となった患者の特定，被感染者の発見，しかし感染源患者の人権とプライバシーの尊重に配慮すること｛感染源特定できないことも多い｝。感染源となった患者の人権の尊重にも配慮する。
⑤ 感染源患者および被感染者の接触者健診や家族健診は保健所と連携して行う。
⑥ 結核患者を優先して診断

## V．感染予防委員会

① 院内感染常時管理体制，ガイドライン作成，対策マニュアル作成。
② 感染患者の隔離，治療，患者発生時に保健所へ届ける。
③ 公共機関｛保健所　結核専門病院｝，結核専門医との連携，相談，連絡。
④ 感染した人の治療，感染状況の把握，評価，改善勧告。

## VI．職員の結核教育

① 職員の教育，訓練，職員のカウセリング

表 45　結核菌の消毒[19,32)　　○印は適応

| | 手指、手洗い | 創傷 | 金属機械、器具 | 内視鏡 | 人工透析器 | ゴム製品 手袋 カテーテル | 麻酔器具、吸引用器具 | 水銀体温計、電子体温計 | 手術室病室、診察室 | 排出物、吐物、血液 | 衣類 シーツ、帽子 マスク、ガウン | 食器、ハシ、スプーン | ガラス、陶器 木製品、プラスチック |
|---|---|---|---|---|---|---|---|---|---|---|---|---|---|
| 消毒用エタノール | ○ | | ○ 60分 | | | | | ○ 60分 | | | | | ○ 60分 |
| クレゾール 石鹸液2% | ○ 1分 | | ○ 60分 | | | | ○ 60分 | ○ 60分 | | ○ 120分 | ○ 60分 | | ○ 60分 |
| ポピドンヨード（イソジン） | ○ 1分 | ○ 1分 | | | | | | | | | | | |
| 塩化ベンザルコニウム（ウエルパス） | △ 3 ml 1 回 | | | | | | | | | | | | |
| ホルマリンガス | | | | | | | | | ○ 420分 | | | | |
| 両面界面活性剤 ｛テゴー51｝ 0.2% | ○ 1分 | ○ 1分 (0.01%) | ○ 120分 | | | ○ 120分 | ○ 120分 | ○ 60分 | ○ 120分 | | ○ 120分 | ○ 120分 | ○ 60分 |
| グルタラール アルデヒド ｛ステリハイド｝ 2% | | | ○ 60分 | ○ 30分 | ○ 3分 | ○ 60分 | ○ 60分 | ○ 60分 | ○ 60分 | ○ 60分 | ○ 60分 | ○ 60分 | ○ 60分 |

# Q．結核菌の消毒

　肺結核は飛沫感染による強力な伝染力がある。ここでは一応結核菌の消毒について述べる。
結核菌はアルカリ，酸には強い。結核菌の細胞壁の脂質はアルカリ，酸，乾燥に抵抗性。

　　　　日光の紫外線では20〜30分で死滅→寝具，衣類は直射日光消毒有効。
　　　　　　　　　　　　　　　　　　　裏表日光消毒する。
　　　紫外線殺菌灯→細菌検査室，病室，病棟廊下
　　　煮沸　→75°で5分の加熱で死滅，60°で20〜30分の加熱で死滅。
　　　　　　タオル，ガーゼは10分の煮沸。
　　　焼却　→喀痰　ティッシュに取って焼却する。
　　　消毒薬→ヨードホルム，消毒用アルコール，石炭酸水，クレゾール石
　　　　　　鹸水，両性界面活性剤，ホルマリン，グルタラールは有効。
　　　　　　塩化ベンザルコニウム　塩化ベンゼトニウムは一部有効

**表46　結核菌の消毒薬**[33)]

| 結核菌に対する有効性<br>○有効　△一部有効　×無効 | | 消毒剤の用途別適応<br>＋適応　±一部適応　−適応なし | | | | |
|---|---|---|---|---|---|---|
| | | 皮膚 | 傷口 | 器具 | 環境 | 排泄物 |
| アルコール類 | ○消毒用エタノール<br>○イソプロパノール | ＋<br>＋ | −<br>− | ＋<br>＋ | ±<br>± | −<br>− |
| フェノール類 | ○フェノール<br>○クレゾール石鹸 | −<br>− | −<br>− | ＋<br>＋ | ＋<br>＋ | ＋<br>＋ |
| ハロゲン化合物 | △次亜塩素酸ナトリウム<br>○ヨードボール | −<br>＋ | −<br>＋ | ＋<br>＋ | ＋<br>＋ | ±<br>− |
| 界面活性剤 | △塩化ベンザルコニウム<br>△塩化ベンゼトニウム | ＋<br>＋ | ＋<br>＋ | ＋<br>＋ | ＋<br>＋ | −<br>− |
| 両性界面活性剤 | ○アルキルポリアミノ<br>　　エチルグリシン | ± | − | ＋ | ＋ | − |
| ビグアナイド系 | ×グルコン酸クロルヘキシジン | ＋ | ＋ | ＋ | ＋ | − |
| アルデヒド類 | ○ホルマリン<br>○グルタラール | −<br>− | −<br>− | ＋<br>＋ | ＋<br>＋ | ±<br>± |

Q．結核菌の消毒

次亜塩素酸ナトリウムは一部有効
グルコン酸クロルヘキシジンは無効

## 文　献

1) 江崎　孝行：結核菌の同定と鑑別．結核，3版，医学書院，6-9，1998．
2) 斉藤　　肇：非定型抗酸菌，新病原菌の今日的意味．442-454，1992．
3) 斉藤　　肇：総説，結核菌培養，結核 73（5）：1-9，1998．
4) 山中　正彰：結核菌の検査，Medical Technology 126（4）：358-360，1998．
5) 一山　　智：新しい培養法と核酸増幅法の臨床検査への導入，結核菌検査法の現状，74-86，1997．
6) 阿部千代治：結核菌の新しい培養法，結核菌検査法の現状，20-29，1997．
7) 小林　寅鉄喆：MGITを用いた自動抗酸菌検出装置の検出能力に関する検討．感染症雑誌　73（2）：172-178，1999．
8) 阿部千代治：核酸を用いる抗酸菌の新しい検査法，抗酸菌の検査．73-94，1997．
9) 下方　　薫：結核の現状と将来像，愛知医報　1464．1-4，1996．
10) 岡　　史郎，矢野　郁也：抗コードファクター抗体検査法，抗酸菌検査法，医歯薬出版，92-100，1997．
11) 田坂　博信：α-抗体による結核菌の検出，抗酸菌検査法，87-91，1997．
12) 島尾　忠男：結核病学会病型分類，結核患者管理の行い方，結核予防会，103-104，1987．
13) 佐藤　勇二：合併症のある場合の結核の治療，結核 Up to Date，82-85，1999．
14) 川辺　芳子：妊娠と結核症，結核 Up to Date，86-87，1999．
15) ツベルクリン反応：結核診療の実際，Ⅰ　アサヒメディカル，1972．
16) 泉　　孝英：ツベルクリン反応検査，結核　113-117，1998．
17) 森　　　亨：ツベルクリン反応とBCG接種の考え方，日本医師会雑誌 118（6）：811-815，1997．
18) 徳地　清六：BCG接種による異常反応{副反応}，新BCG接種の理論と実際，JATA BOOKS，No 10　結核予防会，6-89，1996．
19) 秋澤　孝則　鈴木　　一：結核の院内感染対策，Medical Techology

26（4）：368-372，1998．
20) 倉澤　卓也：気管，気管支結核，結核　195-199，1998．
21) 新実　彰男：結核性髄膜炎　結核　3版　223-229　1998
22) 横田　俊平：小児結核の現状，感染症と化学療法．141　24-26　1998．ダイナボット社
23) 豊島協一郎，高松　勇：小児結核，結核．3版，医学書院，255-262，1998
24) 久世　文幸：非定型抗酸菌症の基礎．結核，273-282，1998
25) 田中　栄作：非定型抗酸菌症の臨床像．結核：288-294，1998
26) 朝倉　篤：結核より恐い非定型抗酸菌症，日経メディカル　6月号，P 81，1998．
27) 堤　寛：予防対策の基本．日経メディカル　6月号，115-119　1998．
28) 山根　誠久：新しい抗酸菌検査法概説，結核菌検査法の現状，日本ベクトン．デイッキンソン社，18-19，1997．
29) 宍戸　真司：結核院内感染，日経メディカル　6月号，127-129，1998．
30) 日本結核病学会予防委員会：結核の院内感染対策について，結核　73（2）：95-100，1998．
31) 秋澤　孝則，鈴木　一：結核の院内感染対策，Medical Technology 26（4）：368-372，1998．
32) 青山　平一，野津　芳正，堀本　重紀，柳川　忠二，米澤　和明：感染症患者への対応：結核菌，院内における効果的消毒法の実際，薬業時報社，81-102，1995．
33) 島田　慈彦：消毒薬，日本医師会雑誌　106（12）：1709-1714，1991．
34) 渡辺　彰：米国胸部疾患学会による肺非定型抗酸菌症の診断基準　｛渡辺彰先生訳｝　日経メディカル　6月号，P 81，1998．
35) 倉島　篤行：非定型抗酸菌症の治療はどうするのか，結核 Up to Date，205-213，1999．
36) 非定型抗酸菌症対策委員会報告：非定型抗酸菌症の治療に関する見解－1998．結核　73（10）：599-605，1998．

# 索　引

## A

アキュプローブ　25,28
新しい抗結核剤　70
新しい迅速診断法による結核菌検出
　率　26
新しい耐性基準　29
新しい培地システム　18,28
アビウム菌　12,113
アルコール類　135
アルデヒド類　135
α-抗原　34
安全キャビネット　128,132
安全キャビネットの設置　129
アンプリコァ　25,28
ADA　88,91
AM症　112
AM症の画像上の特徴　118
atypical Mycobacterosis　112

## B

培地　19
培養　14,16
培養技術　24
培養日数　22,23
培養法の比較　22,23
培養陽性　24
培養前処置　17
晩期まん延　6,7,93
ビグアナイド系　135
ビットスペクトル培地　30,31
ブースター効果（増強効果）　81
ブロスミック MTB-I　28,30,32
米国胸部疾患学会による肺非定型抗
　酸菌症の診断基準　119
膀胱結核　6

BACTEC システム　18
BCG　78
──再接種の効果　79
──接種　78
──接種による陽転　78
──接種の効果　79
──接種の副作用　79
──接種後のツ反　79

## C

チーズ様変形　5
チール-ネルゼン染色　14,15,28
チール-ネルゼン法　15,17
遅延型IV型アレルギー　2
遅延反応　78
中耳結核　6
腸結核　6,103
聴力障害　61
直接法　30
CAM　70
CDC　130
Corynebacterium　24
CPFX　70
CPM　54,56,59
CS　54,56,62

## D

第8脳神経障害　61
男性性器結核　6
独立した空調設備　129
貪食　8
DDH法　25,28
DNAプローブ法　25,28

## E

エイズとAM症　111
エイズと結核　111
エオナミドプロチオナミド　54
液体培地　18
壊死　75
エタンブトール　54
塩化ベンザトニウム　135
塩化ベンザルコニウム（ウエルパス）　134
エンビオマイシン｛硫酸ツベラクチノマイシン｝　54
EB　54,55,58,61,63
エタンブトール　54,58
エチオナミド　54,58
EVM　54,56,59
エンビオマイシン　54,59

## F

フェノール　135
副作用のチェック　64
副腎結核　6

## G

外因再発　4
ガイドライン　127
学会分類　39
合併症のある結核　105
ガフキーⅠ～Ⅹ号　14,17,28
癌性胸膜炎　90
凝固壊死　5
逆転写酵素阻害剤　111
グルコン酸クロルヘキシジン　135,136
グルタラール　135
グルタラールアルデヒド｛ステリハイド｝　134
外科療法　124

Gene-Probe法　25,28

## H

肺外結核　1,86
肺結核症と非定型抗酸菌症の鑑別　120
肺結核
　――治療　59
　――とC型肝炎　108
　――と胃潰瘍，十二指腸球部潰瘍　110
　――と呼吸不全　110
　――の画像診断　34,35
　――の感染防止　126
　――の外科療法　124
　――の好発部位　34
　――病巣の治癒過程　7
肺浸潤　35
肺胞　126
肺胞マクロファジー　8
肺門腫脹　36
肺門リンパ腫脹　4,35
肺門リンパ節　6
ハイリスク患者　127
薄壁化した空洞　8
初感染結核症｛初期結核症｝　5
初感染結核症　6
初感染結核に対するINHの投与　80
初感染原発巣　2,4,5
㊋の適用基準　80
発病　2,4,76
はんこん収縮　5
排菌持続　71
非結核性抗酸菌症　112
非定型抗酸菌群　10
非定型抗酸菌症　112
　――の疫学　113
　――（肺感染症）の診断基準　112
　――｛AM症｝の治療　121
　――治療の考え方　118

――罹患部位　115
人型結核菌　11
非特異性肉芽　5
ヒトに対する起病性別にみた抗酸菌菌種　12
人の結核症　11
被包化　7
被包乾酪化　5
飛沫感染　2,125
――に対する対策　125
――の工学的抑制　130
標準化学療法の方式　68
標準治療方式　68
平衡感覚障害　61
ヘルパーT細胞　4,9,111
放線菌目　10
ホルマリン　135
ホルマリンガス　134

### I

胃液の培養　14
意識障害時の投薬法　63
イソニアジドグルクロン酸ナトリウム　54
イソニアジドメタンスルホン酸ナトリウム　54
イソニコチン酸ヒドラジド　54
一次結核　4,6
一次的陰転　76
1％小川培地　19,21
一般治療　34条　86
遺伝子診断　14
遺伝子操作による抗酸菌の検出法とその臨床的意義　25
遺伝子操作法　28
医療費　85
――公費負申請　85
陰圧空調　132
陰性アレルギー　76
イントラセルラーレ菌　113
院内感染　126
――委員会設置　127
――対策　127
――予防　125
IHMS　62
INH　54,55,61,62
――の予防内服　80
――吸入療法　98

### J

次亜塩素酸ナトリウム　136
弱毒生ワクチン　78
浄化空洞　8
腎機能障害時の抗結核剤の投与　65
腎臓結核　6
腎不全時ならびに人工透析時の抗結核薬の投与量　66

### K

化学療法のまとめ　67
核酸増幅法　25
喀痰結核菌の小川法とPCR法の比較　27
喀痰融解剤　17
喀痰溶解酵素　17
各培養法による菌検出率％　22,23
カセイソーダ　16
活動性患者　1
活動性肺結核と悪性腫瘍の合併症例　109
家庭訪問：25条　85
カナマイシン　54
カフキー号数　16
カプレオマイシン　54,59
換気回数　132
看護婦の罹病率　128
感作リンパ球　9
カンザシー菌　113
患者の人権の尊重　133
患者の入退院届　85
患者の負担　85

患者発生届　85
感受性試験｛耐性検査｝　28, 29
勧奨接種　78
関節結核　6
間接法　30
感染　2, 76, 82
感染患者の隔離　134
感染危険度　126
感染経路の物理的遮断　125
感染源患者　133
感染予防　院内感染予防対策　132
感染予防委員会　134
寒天培地　18
管内行性　6
乾酪化　5
乾酪巣　5
乾酪壊死　8, 9
乾酪性肺炎　35
管理検診：24条の2　85
気管支鏡　40
気管支鏡検査の意義　37
気管支狭窄　98, 99
気管支鏡所見分類　97
気管支結核　37, 97, 98
気管支結核症の重症度　98
気管支洗浄液　40
気管支瘢痕狭窄　97
胸腔鏡　88
胸水の検査　86
強制接種　78
胸部単純断層写真　35
胸膜炎　6, 86, 87
胸膜炎｛胸水｝の鑑別　89
胸膜生検　88
空調　132
空調設備　125, 129
空洞　35
空洞化｛厚壁空洞｝　7, 8
クラリスロマイシン　70
クレゾール石鹸液　134
蛍光顕微鏡　16
蛍光染色法　16

蛍光法　17
頸部リンパ節　6, 101
血液脳関門 BBB　100
結核患者のサーベランス　133
結核患者発生時の対応　129
結核教育　134
結核菌　10, 14
――感受性 PZA 液体培地　30
――群　10, 12, 13
――と非定型抗酸菌の違い　21
――の r-RNA　25
――の核酸増幅法による診断　27
――の感染　126
――の感染力　2, 11
――の指紋　4, 34
――の消毒　134
――の抵抗性　11
――陽性　1
――陽性者　1
結核死亡者　1
結核性胸膜炎　88
結核性髄膜炎　99
結核性心包炎　103
結核性膿胸　89
結核性膿胸の外科療法　124
結核性腹膜炎　6
結核統計（全国）　3
結核統計の概要　1
結核と免疫　7
結核に感染している人　2
結核の院内感染　128
結核の院内感染対策　129
結核の感染予防対策　125
結核の管理　85
結核の好発部位　37
結核の早期診断　127
結核の統計　1
結核病学会病型分類　38
結核病室　125
結核病巣の運命　8
結核病棟，病室　132
結核病棟　125

結核予防法　85
結核予防法5条　129
結核リスク患者の特定　128
結核類似型　118
血行散布　93
血行性　6
結予22条　85
結予23条　85
結予34条　85
結予35条　85
検体材料　28
硬化空洞　8
硬化性反応　5
高気密性マスク　125
硬結　75
抗結核剤　54
　──脊髄液への移行　100
　──の耐性基準　29
　──の使い方のこつ　56
　──の副作用　61
　──のランク　55
交叉耐性　63
抗酸菌　10,13
　──｛結核菌・非定型抗酸菌｝検出の手順　28
　──群　10,11,12
　──の一般性状　13
　──の検査における塗抹・培養の意義　24
　──の染色法　15
高性能のフイルター　132
高性能マスク　132
酵素ADA｛adenosine deaminase｝　91
喉頭結核　6
好発部位　37
公費負担制度　85
コード形成　10
コードファクター　33
呼吸細気管支　6,126
固形培地　18
個人的防御　132

個人の感染防止　129
骨，関節結核　102
骨髄穿刺液｛凝固組織診｝　93
個別接種　78
KM　54,55
KMカナマイシン　58
菌陰性化に要する期間　69

L

Lowenstein-Jensen培地　18
LVFX　67,70

M

マイクロタイター法　28,30
マイコドツト．テスト　33
マクロファジー　5
マスクの種類と捕集効率　131
マック　113
末梢神経炎　61
マラカイトグリーン　20
慢性特異性肉芽性炎症　36
慢性特異性の炎症　4,5
マントー反応　76
ミコバクテリウム科　10
ミコバクテリウム属　10
ミドルブルック7H10培地　18
ミドルブルック7H11培地　18
命令入所35条　85
M. abscessuss　123
MAC　114,122
　──のCT上での変化　118
　──の生存中央値　123
　──の予後　123
*M. africanum*　12
M. avium　114
M. avium intracellulare complex ｛MAC｝　113,121
MB/BacT　19
M. bovis　11,12
MB　REDOX　19

M. chelanae 12,115,123
M. fortuitum 12,115,123
MGIT AST SIRE キット 30
MGIT 22
MGIT 法 19,23,28
*M. gordonae* 12
M. intracellulare 12,114
M. kansasii 12,114,115,123
*M. leprae* 12
M. nonchromgenicum 12,124
MOTT Mycobacterium other than tuberculosis 113
M. scrofulaceum 12,115,123
M. szulgai 12,115,124
MTD 14,60
MTD 法 25,26,28
M. tuberculosis 11,12
M. ulcerans 115
M. xenopi 12,124
Mycobacterium africanum 11
Mycobacterium bovis 11
Mycobacterium microti 14
Mycobacterium tuberculosis 11

### N

ナイアシン 13,21
ナイアシン試験 28,120
内因説（内因再発説） 4
難治性結核 71
二次結核 4
二重発赤 75
二相性培地 18
二段階ツ反 80
日光の紫外線 135
2％小川変法培地 20
入院期間 64
入所命令期間 85
入所命令の対象と期間 85
尿路結核 103
妊娠時の抗結核剤の投与法 65
ネズミの結核菌 14

膿胸化 89
能動免疫 78
N 95 マスク 128,132
N 95 微粒子マスク 127
NALC 17
Niel-Nelson 14
Nocardia 24
NTM nontuberculous mycobacterium 114
N-アセチル-L-システイン 17

### O

小川法 22
小川培地 14,19
小川培地の組成 21
小川変法 23
オフロキサシン 70
OFLX 67,70

### P

パラアミノサリチル酸塩 54
ピットスペクトル培地 28,31
ピット培地 20
ピラジナミド 54
ピラマイド 54,58
プライバシーの尊重 133
プロテアーゼ阻害剤 111
ペプチドグルカン 11
ポピドンヨード（イソジン） 134
PAS 54,56,62
PCR・MTD 法の意義 26
PCR 14
PCR 法（アンプリコア） 28
PCR 法 25,26,27,28
PZA 54,55,62

### Q

Quanti FERON-TB 33

## R

らい菌　10
ラングハンス巨細胞　5
リスクアセスメント　127
リバルタ反応　87
罹病率　1
リファンピシン　54
硫酸ストレプトマイシン　54
両面界面活性剤{テゴー51}　134
リンパ行性　6
リンパ節炎　100
リンパ節結核　100
リンパ腺結核　1
類上皮細胞　5
レボフロキサシン　70
漏出液　87
ロキシスロマイシン　70
RFLP　34
RFLP 法　4
RFP　54,55,61,62
RFP 誘導体　70
Rhoodocccus　24
rough　21
RXM　70
R 型　13,21,120

## S

サイクロセリン　54,59
採痰室　128
再治療　71,74
サイトカイン　9
再発　71
再発の原因　71
細胞性免疫　2,9
細網細胞　5
細菌灯使用　129
　3％小川培地　20
散布巣　35
散布性陰影　36
散布性結核　36
紫外線　11
紫外線殺菌灯　132,135
紫外線灯　129
死菌　24,26
自然耐性菌の発現頻度　74
自然陽転　78
指導区分　84
シブキ　127
シプロフロキサシン　70
視野狭窄　61
視野欠損　61
集団接種　78
集団発生予防の対処　81
腫瘍陰影　35
腫瘍マーカー　88
消毒薬　135
消毒用アルコール　135
消毒用エタノール　134,135
16 Sr-RNA 遺伝子　25
小児結核　1,103
初回 BCG 接種　79
初回耐性　74
初感染結核症　5
初期悪化　64
初期結核　6
初期変化群　2,4,6
職員健診　133
職員の衛生教育　129
職員の結核感染のサーベランス
　128
職員の結核の教育　128
職員の健診　128
視力障害　61
視力低下　61
新患　1
新キノロン　70
滲出液　87
滲出液と漏出液の鑑別　87
滲出性反応　5
滲出性病巣　8
浸潤影　35

心包炎　6
新マクロライド　70
水疱　75
ストレプトマイシン　54,57
スパルフロキサシン　70
スペクトル培地　28,30
成人型慢性結核症　6
成人結核　4
精神疾患と肺結核　111
世界の結核　2
脊椎カリエス　6
石炭酸水　135
石灰化　8
繊維化　8
早期まん延　6,93
促進反応　78
Septi-Check AFB 法　18,28
Septi-Check 法　18,23
セプティチェック AFB 法　18,28
SM　54,55,61,63
smooth　21
SM とステロイドの併用吸入療法　98
SPFX　67,70
S 型　13,21,120

## T

体液性免疫　9
耐性検査　28,73
耐性の問題　73
多剤耐性結核　71
多剤併用　74
ツィーン卵培地　20
ツ反の影響　78
ツ反の判定による予防・治療の判断の仕方　82
ツ反陽性　82
ツベルクリン液　80
ツベルクリン液の皮内反応　76
ツベルクリン検査　75
ツベルクリン注射の部位　76
ツベルクリン反応（ツ反応）　74
ツベルクリン反応が陽転する時期　2
ツベルクリン反応に変動をきたす要因　77
ツベルクリン反応陽性　76
定期外健康診断　129
定期健康診断の手順　83
低蛋白による胸膜炎　90
テトラゾリウム塩　20
糖尿病と肺結核　105
登録患者　1
特異性肉芽　5
塗抹　14,17
塗抹陰性　培養陰性　24
塗抹陰性・培養陽性　24,27
塗抹陰性　24
塗抹標本｛抗酸菌染色｝　28
塗抹陽性　培養陰性　24,27
塗抹陽性　24,27
TH　54,56,62,63
Tsukamurella　24

## U

ウェルパック培地　28,30
ウエルパック培地A　31
牛型結核菌　14,78
鬱血性心不全　90

## W

ワックス様細胞壁　11
WHO 提案の耐性基準　29

## Y

薬剤耐性菌の出現頻度　74
陽性アレルギー　77
ヨードボール　135
$^{131}$I 標識 DNA　25
ヨードホルム　135

予防投薬　80, 81, 84

**Z**

前室　125

全身播種型　118
増殖性反応　5
増殖性病巣　8
粟粒結核　6, 93
ziel-Neelsen 法　117

著者紹介

豊田国彦（とよた くにひこ）

1947年　三重県亀山市に生まれる
1971年　昭和大学医学部卒業。同年春，医師国試合格。
　　　　三重県内の病院に勤務
1975年　国立療養所三重病院内科勤務
1979年　厚生連　愛北病院内科勤務。
　　　　　　　　現在に至る。認定内科医
　　　　　　　　　愛北病院放射線科部長
　　　　　　　　　兼医療福祉部長

© 2001　　　　　　　　　　　　　　　第1版発行　2001年4月1日

## 結核症と非定型抗酸菌症

定価（本体 2,700円＋税）

＜検印廃止＞

| | |
|---|---|
| 著　者 | 豊　田　国　彦 |
| 発行者 | 服　部　秀　夫 |
| 発行所 | 株式会社　新興医学出版社 |

〒113-0033 東京都文京区本郷 6-26-8
　　電話　03(3816)2853
　　FAX　03(3816)2895

印刷　株式会社春恒社　　ISBN 4-88002-434-1　　郵便振替　00120-8-191625

Ⓡ 本書の全部または一部を無断で複写複製（コピー）することは，著作権法上での例外を除き，禁じられています。本書からの複製を希望される場合は，小社にご連絡下さい。